Dr Dominique Rueff et Dr Maurice Nahon

Stratégie longue vie

Alimentation, hormones naturelles,
vitamines, compléments nutritionnels,
plantes médicinales

jouvence
EDITIONS

Le Dr Rueff aux Éditions Jouvence

Hormones végétales : mode d'emploi, 2000
Le régime paléolithique, 2000
Vitamine C, 2000
La DHEA en pratique, 2001
Hormones végétales naturelles aujourd'hui, 2005

Extraits du catalogue Jouvence

Le syndrome X, Daniel Roux, 2008
Votre santé se cache au cœur de vos cellules, Dr Claude Lagarde, 2008
Gérez votre équilibre acido-basique, Christopher Vasey, 2008 (nvelle éd.)
Quelle santé de fer !, Marie-France Muller, 2008
Alimentation sans gluten ni laitages, Marion Kaplan, 2007 (nvelle éd.)
Régénérez votre foie !, Sandra Cabot, 2004
Manuel de détoxication, Christopher Vasey, 2003
La méthode Kousmine, Association médicale Kousmine, 1989

Catalogue gratuit sur simple demande
Éditions Jouvence
France : BP 90107 – 74161 St-Julien-en-Genevois Cedex
Suisse : CP 184 – 1233 Genève-Bernex
Site internet : **www.editions-jouvence.com**
Mail : info@editions-jouvence.com

ISBN 978-2-88353-713-2
Nouvelle édition revue et actualisée de *La bible anti-âge* paru en 1998

Mise en pages : Nelly Irniger, Fillinges (74)
Couverture : Dynamic 19, Thonon-les-Bains (74)
Illustration de couverture : Foltolia.com © Jean-Louis Bouzou

Sommaire

Avertissement. 15
En guise d'introduction 17

Pourquoi la prévention des maladies liées à la longévité deviendra-t-elle une priorité de santé publique ? 21

Le « mal vieillir » et le « bien vieillir » 25
Le « mal vieillir » 25
Le « bien vieillir ». 28

Âge biologique et âge chronologique 31

Les différentes théories du vieillissement et nos moyens d'action 33
Théorie de l'hérédité et de la programmation ou des « horloges biologiques » 33
Théories aléatoires ou stochastiques. 34
Inflammation, stress oxydant, glycation. 34
Théorie immunitaire 39
Théorie hormonale 39

La nutrition anti-âge 41
La restriction calorique en dehors de la malnutrition 41
Un programme diététique pour mieux vieillir 42
Une journée d'alimentation anti-âge 43

Hormones, santé et qualité de longévité. 49
Les hormones surrénaliennes : la résistance au stress 50
Les hormones thyroïdiennes : pour maintenir sa ligne et sa longévité 52
Les hormones sexuelles qui ne servent pas qu'à ça… 55
Les œstrogènes 56
La progestérone 57
Hormones sexuelles et cancer. 59
Hormones sexuelles et artères coronaires 61
La testostérone : que la puissance soit avec vous ! 62
La DHEA, placebo, escroquerie ou maillon fort ? 65
La prégnénolone, hormone du cerveau, de la mémoire et du bien-être psychique. 70
L'hormone de croissance : le chef d'orchestre. 74
Qu'est-ce exactement que l'hormone de croissance ? 74
Les fonctions de la HGH 75

Les symptômes courants du déficit de la HGH chez l'adulte 76
La HGH peut-elle vraiment vous faire gagner dix à vingt années de vie ? 76
Les acides aminés précurseurs de la HGH 77
Les sécrétagogues : une voie d'avenir ? 79
Les dilutions homéopathiques de la HGH 83
La mélatonine tient-elle ses promesses ? 83

Évaluation biologique de l'âge, ou comment mieux comprendre les prescriptions de votre praticien anti-âge . . 87
Les analyses biologiques de base que tout laboratoire peut en principe réaliser ou transmettre facilement 88
Bilans spécifiques à l'optimisation de la santé et de la longévité. 96
L'inflammation 96
Le stress oxydatif 97
L'Isoprostane F_2 (8-epi-prostaglandin F_2) 98
Les bilans de protéomique fonctionnelle du CEIA 99
Les bilans d'acides gras 99

La femme du XXIe siècle : la ménopause sans symptômes ni risques ? 103
Prévention et supplémentations adjuvantes de l'ostéoporose 106

L'homme du XXIe siècle : en forme de la tête aux pieds ! . . 113
Quels sont les signes du Dala ?. 115
Suppléments nutritionnels conseillés pour le Dala 116

Un organe-clé de la longévité masculine : la prostate 123
L'hypertrophie bénigne de la prostate (HBP). 124
Le cancer de la prostate 125
Prévention active et supplémentation nutritionnelle,
pour une prostate à moindre risque. 126
Les acides gras oméga 3 127
Le zinc 127
Antioxydants et prostate : lycopène, bêta-carotène…
des espoirs déçus ? 128
Jus de grenade, prostate, PSA et cancer 130
Prostate et modulation hormonale (phytomodulateurs) 131
En pratique, que faire ? 133

Les précurseurs hormonaux végétaux ou
phytomodulateurs végétaux 135
Les hormones végétales sont des « hormones like ». 136
Principales sources d'hormones végétales
en supplémentation botanique 138
Le yam ou igname sauvage mexicain ou *dioscorea*. 138
Les extraits de soja 139
Actea racemosa ou *Cimicifuga racemosa* ou
Black Cohosh ou Herbe aux punaises 142
La réglisse. 142
Le trèfle rouge 143
Chardon-Marie ou *Carduus marianus*
(chardon argenté ou chardon de Notre-Dame) 144
« Hormones like » pour hommes,
mais pourquoi pas utiles aux femmes ? 145
Le *Tribulus terrestris* 146
La maca 148
Le damiana *(Turnera diffusa)* 150

Le ginseng *(Panax ginseng)* 151
Le schisandra 152
L'extrait d'avoine *(Avena sativa)* 153

Les nutriments spécifiques pour la longévité 155
Vitamines et minéraux 155
Vitamine E, alpha-tocophérols, gamma-tocophérols et tocotriénols 156
Les acides gras polyinsaturés oméga 3 (EPA, DHA) 157
La coenzyme Q 10, de l'ubiquinol à l'ubiquinone 159
Le ginkgo biloba, le ginseng et le schisandra, l'avoine Avena sativa, le Damiana aphrodisiaca et d'autres plantes aux propriétés tonifiantes anti-âge 161

Les substances maîtresses d'un programme de longévité . . . 163
La corne de cerf ou *Deer Velvet Antler* 163
Des antioxydants neurotropes anti-âge : l'acide lipoïque et/ou l'acide R-lipoïque 165
La carnosine 166
Le placenta de mouton 167
Le *Youth Tissue Extract* 168
Le resvératrol 169

Optimisation du vieillissement cérébral et prévention des maladies qui lui sont liées 171
Les stratégies de supplémentation pour l'optimisation de la longévité cérébrale 175
Les antioxydants 175
Maladie d'Alzheimer : les bénéfices du gingko 177

Peut-on prévenir l'accident vasculaire cérébral (AVC) ? 178
Les antioxydants aident à préserver la mémoire des personnes âgées 179
Acide lipoïque, R-lipoïque et vieillissement du système nerveux 180
Le pycnogénol 181
Le resvératrol et les polyphénols 182
Le sélénium 182
L'optimisation hormonale : hormones sexuelles, thyroïdiennes, DHEA et prégnénolone 182
Les acides aminés anti-âge et d'optimisation cérébrale : tyrosine, phénéylalanine, glutamine et acide glutamique, taurine 183
Substances cérébro-protectrices : choline, DMAE, centrophenoxine, phosphatidylcholine, GABA, phosphatidysérine, méthionine, SAMe, Acétyl L-carnitine et acétyl-L-carnitine arginate 187
Quelles mesures peut-on envisager en pratique ? 196

Optimisation de la longévité cardiovasculaire et des maladies qui lui sont liées 199
La possibilité d'une prévention idéale par la nutrition est-elle confirmée ? 199
La supplémentation nutritionnelle est-elle suffisante ? . . . 200
La diététique 201
La gestion de la forme physique 201
La gestion du stress 203
Les quatre piliers de la longévité cardiovasculaire 204
Quelles stratégies ? Dans quel ordre ? 205
Corriger le bilan lipidique 205

Corriger l'hyperinsulinisme, la résistance
à l'insuline et la glycation 205
Maîtriser le stress oxydatif 206
Corriger les déficiences hormonales 206
La supplémentation nutritionnelle cardiovasculaire 207
Les acides gras oméga 3, 6 et 9 et la ration lipidique. 207
Le policosanol 208
Le sytrinol 208
La levure de riz rouge. 209
La lécithine de soja et la phosphatidylcholine. 210
La lysine et la proline 211
La triméthylglycine (TMG) 211
Les fibres 211
Les bienfaits du thé vert 213
Les polyphénols 214
Vitamines et antioxydants 216
La vitamine D 217
La coenzyme Q10, de l'ubiquinone à l'ubiquinol. 217
Le sélénium (ou sélénométhionine) 218
Les vitamines B 218
L'acide folique (vitamine B9). 220
Les nouveaux antioxydants : le resvératrol 221
Le calcium 223
Le magnésium 223
Le chrome 223
Le zinc et la L-arginine. 225
L'acide alpha-lipoïque et R-alpha-lipoïque. 225
Optimisation hormonale et risques cardiovasculaires 226
Quelles mesures adopter en pratique ? 227

Prévention et traitement du vieillissement visuel 229
Est-il possible de prévenir la cataracte ? 229
Attention au glaucome et aux agressions
de l'environnement ! 231
Résumé des mesures nutritionnelles à envisager
dans le cadre du vieillissement visuel 232

L'esthétique anti-âge 233
Un chapitre plus essentiel aujourd'hui qu'il y a dix ans ! . 233
Que conseiller à notre lecteur, femme ou homme ? 234
Le collagène de poussin 234
Le placenta de mouton 235
L'acide hyaluronique 235

En guise de conclusion 237

Ouvrages pouvant être consultés 243
Adresses utiles et renseignements pratiques 245
Adresses où trouver les principaux suppléments
nutritionnels mentionnés dans ce livre 245
Laboratoires d'analyse et où faire effectuer
les analyses spécifiques 247
Adresses où trouver de l'aide et des renseignements 249
Cours de nutrithérapie et de nutrition orthomoléculaire 249
Revues et informations écrites 251

Des mêmes auteurs 253

Quels que soient les stratèges et les stratégies,
devenez le producteur-réalisateur-acteur
de votre propre vie ! Et contribuez mieux,
ainsi, à celle des autres.

Avertissement

Cet ouvrage a pour ambition de vous aider :

- à mettre en pratique une prévention nutritionnelle ou un adjuvant aux thérapeutiques classiques,
- à mieux comprendre les conseils diététiques et nutritionnels ou les prescriptions de votre nutritionniste ou médecin.

Ce texte ne peut en aucun cas être considéré comme un substitut de consultation médicale ou une prescription même nutritionnelle. Toute personne réalisant qu'elle est susceptible de présenter un risque anormal ou une symptomatologie personnelle est donc invitée à consulter son médecin qui, seul, est habilité à lui délivrer des prescriptions et des conseils nutritionnels adaptés à son cas particulier.

Les auteurs et l'éditeur déclinent à l'avance toute responsabilité dépendant d'un usage de ce livre à des fins autres que celles précitées.

Avertissement propre à cette édition

Stratégie longue vie, sans être un « remake » ou un « lifting » de *La bible anti-âge*, en est une continuation à la lumière des dix années supplémentaires d'expérience et de pratique des deux auteurs. Nous avons conjointement décidé avec l'éditeur d'en rendre la lecture plus facile et plus claire et, pour cela, nous avons volontairement supprimé la quasi-totalité des citations et références scientifiques. Ce n'est pas un oubli, mais un choix !

Nous espérons que cette « expérience » que nous allons vous transmettre est en fait plus importante que l'information en elle-même, qui est constamment en évolution et soumise à polémique. L'exemple le plus manifeste concerne l'évolution des stratégies de supplémentation hormonale. On n'écrit plus un livre en 2009 comme on le faisait à la fin des années 1990. Aujourd'hui, Internet est un moyen facile de trouver ou de vérifier une information. On y trouve des sites spécialisés que nous vous indiquons en fin d'ouvrage. Il suffit de taper un mot, un auteur ou une phrase sur des sites de recherche comme *Google, Yahoo, Voila, Livesearch, Copernic* ou plus scientifiques comme *Medline (pubmed), Searchmedica* pour compléter son information. C'est le petit travail que nous osons vous proposer afin d'étoffer, de vérifier et de compléter « vos propres stratégies de longue vie ». Bien entendu, par l'intermédiaire de l'éditeur, nous restons à la disposition de nos lecteurs. Merci de votre confiance.

Afin d'être suffisamment précis, il était nécessaire de citer certaines marques commerciales, certains laboratoires et sites Internet. Ces références sont faites à titre gratuit.

En guise d'introduction

Dix ans après la parution de *La bible anti-âge* aux Éditions Jouvence, il était nécessaire non seulement d'actualiser un grand nombre des données, mais également de faire le point sur ce que l'on nomme aujourd'hui « médecine ou nutrition anti-âge ». L'appellation « médecine anti-âge » ne nous a jamais vraiment convenu car nous vieillissons tous et rien ne nous en empêchera, du moins en l'état actuel de la science. Par contre, et nous le ressentons très bien, nous n'avons pas tous, ni la même longévité ni la même qualité de longévité.

L'accroissement sensible de la longévité depuis le début du XXe siècle est une réalité que plus personne ne nie. Ce sont, semble-t-il, essentiellement les progrès en matière de détection plus précoce et de traitements des cancers qui sont à l'origine de ces chiffres. L'« épidémie » actuelle d'obésité et de « diabésité » qui nous vient des États-Unis pourrait d'ailleurs les faire reculer.

Il s'agit ici d'une notion relativement nouvelle depuis notre premier livre : **l'accroissement de la longévité serait non seulement dû à certains progrès de la médecine, mais également lié à des modes de vie plus ou moins pathologiques.**

La qualité de vie devient un facteur primordial de longévité tant au plan quantitatif qu'au plan qualitatif. Quotidiennement, nous essayons de faire comprendre à nos patients que les efforts qu'ils feront le plus précocement dans ce domaine seront largement payés en retour :

« L'objectif n'est pas de ralentir le processus de vieillissement. Il est de réduire le risque de maladies liées au vieillissement et d'en retarder le début. Le faire équivaut à s'occuper de tous les aspects du mode de vie : alimentation, respiration, activités physiques, gestion du stress… »

Quant à l'accroissement de la longévité, permettez-nous d'emprunter ici la conclusion du sénateur René Trégouët, dans son rapport « Jusqu'où peut aller l'accroissement de notre longévité ? »[1] :

« Si nous savons combiner les bienfaits d'une bonne hygiène de vie dès l'enfance et les fantastiques progrès attendus dans les domaines biologiques et génétiques, il n'est pas du tout exclu que nos enfants et petits-enfants puissent encore gagner cinquante ans ou plus d'espérance de vie d'ici le XXIIe siècle ! *Une telle perspective va évidemment radicalement transformer la nature et l'organisation de notre société et nous devons dès maintenant nous y préparer et réfléchir aux immenses conséquences*

[1] Sénat, 2005.

économiques, politiques, sociales et culturelles que cette révolution démographique va engendrer… »

Mais, avant d'en arriver là, vivre mieux et plus longtemps demeure la préoccupation majeure de notre quotidien. Le but de notre modeste ouvrage est de vous livrer quelques clés ; c'est notre souhait et, pourquoi pas, notre récompense.

Pourquoi la prévention des maladies liées à la longévité deviendra-t-elle une priorité de la santé publique ?

En France, avec une moyenne de vie de 79 ans, nous sommes encore loin de « l'objectif 120 ans », bien que la durée de vie n'ait aujourd'hui rien à voir avec ce qu'elle était hier. On ne vivait en moyenne que 28 ans en 1750 et 45 ans en 1900. Il a fallu plusieurs millions d'années pour que l'espèce humaine compte un milliard d'individus. En 1880, l'humanité a connu une véritable révolution démographique puisque nous étions six fois plus nombreux aujourd'hui ! En 1750, la durée moyenne de la vie était inférieure à 30 ans, même si cela n'a pas empêché Voltaire de vivre 83 ans.

Aujourd'hui, on vit près de trois fois plus longtemps dans un pays développé comme la France où l'on estime qu'en 2050, c'est-à-dire demain, 35 à 40 % de notre population aura plus de 60 ans, alors qu'elle n'était que de 10 % en 1985.

La quasi-certitude du vieillissement des enfants nés du baby-boom entre 1945 et 1965 conduit à constater que la population de notre pays vieillit et vieillira, quels que soient les problèmes médico-socio-économiques posés. Mais vieillira jusqu'où ? Les experts sont très partagés : certains pensent que l'espérance de vie se stabilisera autour de 85 ans, d'autres estiment qu'elle peut atteindre 110 voire 120 ans.

Ce phénomène de vieillissement de la population est en outre quasi planétaire. Gageons que nos stratégies de longue vie ne sont pas un luxe du temps présent, mais un pari pour demain, nécessaire et positif pour l'ensemble de l'humanité.

Chaque année notre espérance de vie croît d'un trimestre

- En 1955, 10 actifs pour 1 retraité.
- Aujourd'hui, 3 actifs pour 1 retraité.
- En 2040, 3 actifs pour 2 retraités.

Les plus de 60 ans seront, selon les dernières prévisions, 10 millions de plus en 2040 alors que les 20-60 ans seront sans doute moins nombreux qu'aujourd'hui.

Derrière cette incontournable réalité se profilent plusieurs questions :

- Comment sera l'état de santé de ces seniors majoritaires de demain ?
- Quelle sera leur vitalité ? Leur potentialité productive ? Et, surtout, combien coûteront-ils à la société ?
- Seront-ils des seniors actifs et productifs ? Ou des vieillards assistés par les immenses progrès de la gériatrie et de la chirurgie ?

Le « mal vieillir » et le « bien vieillir »

Le « mal vieillir »

– Docteur, je prends du poids, je m'empâte, regardez mon ventre !

– Ah, ma mémoire, Docteur, si vous saviez !

– Regardez ma peau comme elle se ride, se dessèche et se couvre de… Au fait, comment appelle-t-on ces taches ? Ah, oui, des fleurs de cimetières !

– Vous avez vu mes plis et mes poignées d'amour, j'ai l'air de quoi ?

– Je ne dors plus comme quand j'étais jeune, et quelle fatigue au réveil !

– Je n'entends plus, je ne vois plus, je ne… plus.

– Ah, Docteur, comme c'était mieux avant ! Quel monde de fous, quel bruit, quelle bousculade, mais où va-t-on, Docteur ? Ah, ces jeunes !

– C'était le bon temps !

Tous ces maux ne sont certes pas dus au seul vieillissement. Tout le problème consiste, devant des plaintes de ce type, à tenter de définir des normes correspondant à l'âge fonctionnel tel que l'examen et les tests permettent de l'évaluer.

Dans presque tous les pays industrialisés, on a cherché à mettre au point des « mesures » ou des « marqueurs » de vieillissement fonctionnel ou pathologique. La liste de ces études et publications est importante et n'a pas sa place ici. Certains tests observent la morphologie, d'autres les réflexes, d'autres les capacités d'adaptation et de mémorisation, d'autres encore les différents organes de la perception, etc.

✦ Ce « mal vieillir », c'est perdre ses capacités

- de perception (auditive, visuelle, gustative, intellectuelle…) ;
- de réflexes et de réponses adaptées aux affects (émotions), aux infections, aux variations climatiques, aux changements de temps, de situation… ;
- de tolérance à la fatigue et surtout de récupération. On peut considérer que la difficulté grandissante à récupérer d'une nuit blanche ou d'un coucher tardif est bien un signe de vieillissement, qui dénote un déséquilibre nutritionnel et hormonal (baisse de l'hormone de croissance, de la DHEA, des hormones sexuelles et de la mélatonine) ;
- de reproduction, chez la femme qui, du fait d'une diminution progressive de son niveau hormonal, va avoir des cycles anovulatoires ou des troubles de la muqueuse utérine ; chez l'homme

qui, du fait de la baisse de la testostéronémie, va avoir une moins bonne qualité de sperme ;

- d'intégration sans effort de nouvelles données liées à l'exercice professionnel, à la société (altération des facultés de compréhension, de mémorisation de faits récents...).

Mal vieillir, c'est aussi et paradoxalement évoluer vers deux pôles en apparence contradictoires et souvent alternés :

- devenir plus fragile physiquement et émotionnellement, devenir plus dépendant des autres, de l'affection, de la sécurité, de la protection...
- se scléroser, se durcir, devenir plus coléreux, plus vindicatif et agressif à propos de choses souvent futiles. C'est aller vers le tempérament dit « soupe au lait ».

✦ On peut remarquer nombre de signes bien visibles

- Au niveau de la peau : elle devient plus sèche, plus fine, déshydratée, plus ridée. Les plis cutanés mesurés à des points bien précis sont plus importants. Les rides apparaissent particulièrement autour de la bouche, les joues tombent, les cernes autour des yeux s'accentuent.
- L'audition se dégrade : on devient « dur de la feuille ».
- La vue s'altère : le cristallin perd de son élasticité et entraîne des difficultés d'accommodation ; on note une évolution progressive vers la cataracte.
- Les cheveux et les ongles se fragilisent de plus en plus.
- Au niveau des vaisseaux sanguins, on perçoit des signes d'athérosclérose, d'insuffisance veineuse avec la sensation de jambes lourdes, les veines et les capillaires sont de plus en plus apparents.

✦ Psychiquement et émotionnellement

- L'intolérance aux changements s'accroît et les lendemains font de plus en plus peur.
- Vieillir, c'est devoir de plus en plus « faire attention » à l'espace, au temps, à tout, avoir de plus en plus besoin de nutriments et de médicaments et dépenser plus pour sa santé.

Le « bien vieillir »

Lorsque nous étions enfants, nous pensions que les cheveux blancs étaient un signe de sagesse. Malheureusement, la vie nous a démontré que c'est loin d'être toujours le cas !

Nous vivons dans ce sud de la France où de nombreux retraités viennent chercher le soleil et la lumière. On pourrait croire qu'ils sont paisibles et nonchalants. Or c'est tout le contraire, sauf peut-être dans leurs voitures rapides qu'ils conduisent lentement, bien au milieu de la chaussée, en oubliant l'usage des clignotants, voire en inversant les indications de changement de direction. Par contre, aux guichets de La Poste, sur les trottoirs ou dans les restaurants, ils sont souvent pressés et bousculent les plus jeunes qu'eux en implorant haut et fort le respect…

Nous exagérons peut-être un peu, mais nous traduisons ce fait qui nous saute aux yeux chaque jour : la vieillesse n'est pas, en général, un âge de sagesse.

Est-elle un âge de santé ? On tente de nous le faire croire, mais la facture des dépenses de maladie contredit quelque peu le propos. Cette augmentation faramineuse des dépenses qui s'accélèrent en fin de vie ne stigmatise-t-elle pas l'échec de tout un système médical et, bien entendu, celui d'une philosophie globale de la santé ? Car les prothèses et les médicaments qui y sont liés coûtent cher. La peur du « mal vieillir » du patient, qui rencontre la peur du médecin, celle du « mal faire » ou du « mal satisfaire », coûte toujours plus cher et ne satisfait plus personne.

Est-ce vraiment enfoncer une porte ouverte que d'affirmer une fois de plus qu'il vaudrait mieux prévenir que guérir, sans craindre d'ajouter que plus la prévention est précoce, plus elle est efficace et moins elle est coûteuse ? Mais qui ose réellement parler de prévention du vieillissement par peur de choquer ou de déplaire à l'électorat d'aujourd'hui et surtout de demain puisque, les recensements le prouvent, notre population vieillit ? Quant aux plus jeunes, qui ose leur parler de prévention, de diététique, qui oserait leur dire que la vieillesse se prépare bien des années avant, que le « mal manger » conduit au mal-être et que le mal-être, quand il ne conduit pas au suicide ou à la vraie maladie, mènera à coup sûr au « mal vieillir » ?

Nous voudrions affirmer ici, de par une expérience assez importante en ce domaine, que **le bien-être n'a pas de limite d'âge et qu'il n'est jamais trop tard pour décider de bien vieillir**. Nous ne parlons pas que d'apparence extérieure, mais de santé physique, intellectuelle, cérébrale ou même sexuelle.

Nous constatons que ceux qui, quel que soit leur âge :

- ont modifié leur alimentation dans le sens que nous indiquons,
- ont consulté des thérapeutes en dehors du traitement d'une maladie dans une démarche de prévention,
- ont réalisé les évaluations cliniques et biologiques, souvent simples, qui ont été proposées,
- ont compris que la prise quotidienne de quelques « pilules » pouvait leur redonner une santé, une énergie et une vitalité qu'ils avaient oubliées ou même méconnues,

- ont également compris que ces changements d'alimentation, de mode de vie, quelles que soient les dépenses occasionnées, leur faisaient réaliser de grandes économies,
- ont accepté de prendre vraiment ces quelques pilules, avec régularité et opiniâtreté, souvent pendant des années,

ceux-là ont réellement bien vieilli, dans leur chair, leur esprit, leur cerveau, leur sexe et leur relation à l'autre.

Ils n'ont pas accepté les douleurs articulaires, les raideurs musculaires, les vertiges, les insomnies, les rides, les sécheresses cutanées ou vaginales, les impuissances mentales ou sexuelles comme d'absolues et irréversibles fatalités. Ils n'ont pas renoncé à se mouvoir, à pratiquer une activité physique modérée, à travailler pour le plaisir. Ils ne s'endorment pas après les repas et ne se réveillent pas dans la fatigue. Ils ne fuient pas la jeunesse ni les nouvelles idées ou les nouvelles technologies. Ils ne font pas éternellement référence au bon temps de jadis. Ils tombent amoureux parfois et continuent d'aimer toujours. Ils ne sont pas aigris ou agressifs. Ils ne dépensent pas en médicaments, mais en aliments de bonne qualité, en nutriments et vitamines et parfois en hormones, de préférence naturelles.

Ils ne cherchent pas à prolonger la jeunesse, mais à connaître un âge nouveau : ni jeunesse ni vieillesse, mais un âge de l'expérience de la vie, de la santé préservée et parfois retrouvée. Mûrissement d'une vie que l'on souhaite tournée sans naïveté vers le monde et toujours étonnée du monde quel que soit celui-ci. Aboutissement d'une vie dans la création et l'échange, dans la réalisation de leurs rêves les plus chers, même s'ils sont les plus fous. Sachant bien que l'idéal sera d'être encore en bonne forme la veille de leur mort, que dis-je, les quelques instants qui la précèdent.

Certains comme Linus Pauling, Antoine Pinay et bien d'autres y sont parvenus, pourquoi pas vous ?

Âge biologique et âge chronologique

Voilà deux notions essentielles à comprendre, qui illustrent de façon plus scientifique ce que nous venons de décrire :

- L'âge **chronologique** est celui de notre naissance.
- L'âge **biologique** ou **âge fonctionnel** ou **âge physiologique** reflète l'état physiologique ou fonctionnel exact de l'individu. Il peut aussi correspondre à l'âge chronologique de la personne. Mais il est habituel de rencontrer des gens qui ne font pas du tout leur âge. Ils font soit plus jeunes, soit plus vieux, et parfois même beaucoup plus vieux que leur âge. Il apparaît que ces gens sont effectivement biologiquement plus âgés que ne le voudrait leur âge chronologique.

L'âge biologique doit être considéré comme un « biomarqueur » indispensable pour mesurer les effets à court ou moyen terme d'agents potentiellement efficaces sur le processus du vieillissement. On peut ainsi définir un « biomarquage » de votre physiologie cardiovasculaire ou de vos capacités d'apprentissage et de mémoire, qui va devenir de ce fait une évaluation de votre vieillissement cérébral.

L'âge biologique doit permettre de décrire l'état physiologique d'un individu à chaque stade de son vieillissement chronologique, d'étudier des populations particulières, de vérifier l'efficacité de certains traitements, médicaments, exercices ou régimes et de prédire le maintien ou la perte de la compétence physiologique, afin de déterminer l'incidence des maladies et d'évaluer l'espérance de vie.

Les stratégies de longue vie et d'optimisation de la longévité étudient la physiologie et l'âge biologique de l'individu au moyen de « biomarqueurs », pour lui proposer des solutions de normalisation de ces « biomarqueurs » et optimiser au maximum son âge physiologique.

Les différentes théories du vieillissement et nos moyens d'action

Théorie de l'hérédité et de la programmation ou des « horloges biologiques »

Les gens vivant vieux ont des ancêtres qui ont vécu vieux, c'est souvent vrai. Pour certains, est prépondérant le génome mitochondrial transmis par la mère. Mais la capacité de vieillir n'est probablement pas la conséquence d'un seul gène.

Contrairement à ce qu'avait découvert Alexis Carrel, les capacités de survie d'une culture de cellule ne sont pas éternelles : il existe un « compteur » sous forme d'un appendice situé à l'extrémité du chromosome : le télomère. À chaque duplication d'une chaîne d'ADN le télomère se raccourcit et, lorsqu'il atteint une longueur critique, la cellule cesse de se diviser et meurt. Ces phénomènes sont sous la dépendance d'enzymes que l'on nomme *télomérases*, sur lesquels les chercheurs travaillent afin de savoir si l'on peut modifier cette duplication cellulaire. Mais nul ne peut encore savoir ce qu'il adviendra de ces recherches actuelles.

Théories aléatoires ou stochastiques

Nous sommes en permanence soumis à des agressions comme les radiations, les infections, les traumatismes... Elles s'exercent sur toutes les structures de notre organisme et impliquent des mécanismes permanents de réparation, dont l'origine se trouve dans notre ADN. Un certain nombre d'erreurs se produisent fatalement dans ce programme et sont réparées et réparables jusqu'à un certain point. C'est l'accumulation de ces erreurs qui finit par provoquer la « mort cellulaire ».

Inflammation, stress oxydant, glycation

Tout organisme « agressé » par un agent infectieux réagit au moyen de ses globules blancs (leucocytes). Il s'ensuit une **inflammation**, plus ou moins visible, œdémateuse et/ou douloureuse. C'est le fameux trio « rougeur, douleur, tumeur » de l'articulation arthritique. Mais il peut exister également un état inflammatoire permanent, insidieux et pratiquement indétectable de tout l'organisme ou d'une partie. Elle peut être soit indétectable, soit détectable chez un praticien attentif aux tests sanguins dont nous reparlerons. La cause peut être infime, par exemple une dent ou des gencives chroniquement infectées, des pathologies infectieuses et immunitaires chroniques du tube digestif liées à une alimentation inappropriée[2].

L'inflammation chronique précède souvent le stress oxydant ou l'agression tissulaire par les radicaux libres. Les radicaux libres sont des atomes ou des molécules qui possèdent un ou plusieurs électrons non appariés. Leur production est inévitable au cours des oxydations liées à la respiration cellulaire, elle est catalysée par certains métaux, particulièrement le fer et le cuivre, mais elle peut résulter des facteurs décrits ci-dessus et notamment des radiations ionisantes ou de certaines infections chroniques (virus). Ces corps chimiques sont très actifs. Ils s'attaquent à nos molécules d'ADN et d'ARN, à nos protéines, aux membranes de nos cellules et à de multiples tissus. Leur activité nocive se propage et s'amplifie comme une réaction en chaîne jusqu'à ce qu'ils soient neutralisés par nos systèmes enzymatiques endogènes tels la superoxyde dismutase, les catalases, la glutathion peroxydase. Ces systèmes enzymatiques, qui constituent une première ligne de défense antioxydante, ont besoin de minéraux comme le zinc, le manganèse, le cuivre ou le sélénium et ce besoin est d'autant plus important que la réaction en chaîne est active. D'autres lignes de défense sont directement dépendantes d'apports exogènes de vitamines comme les vitamines A, les carotènes, la vitamine C ou la vitamine E.

La régulation du stress oxydant par les antiradicaux libres[3] reste toujours une voie de recherche pour l'optimisation de la santé et de la longévité. Mais attention, on a longtemps cru qu'il suffisait de se

---

[2] Le Dr Rueff a écrit un livre ne traitant que de cette question dans *Immunonutrition – Se nourrir selon son immunité*, Paris, François-Xavier de Guibert, 2007.

[3] Lire à ce propos *Les antioxydants en supplémentation nutritionnelle*, Le Mans, Destination Forme, 2003. Tél. +33 (0)2 43 42 49 39.

supplémenter en antiradicaux libres pour maîtriser le vieillissement et de nombreux espoirs furent déçus. Pire, certaines supplémentations (entre autres, le bêta-carotène) ont aggravé l'état de certains patients souffrant de cancers. **Il n'est donc plus question de prendre tout et n'importe quoi en supplémentation antioxydante. Évaluons d'abord le stress oxydatif au moyen d'examens appropriés (voir plus loin), cherchons ensuite à déterminer les éléments manquants et à quelles doses, corrigeons de prime abord l'alimentation, vérifions les résultats et adoptons enfin, si nécessaire, des supplémentations dont nous vérifierons par la suite les effets cliniques et les taux biologiques. Contrairement à ce que l'on a pensé, le passage par un thérapeute bien formé est au minimum prudent.**

De nouveaux antioxydants comme les polyphénols et le Resvératrol, tous tirés du raisin, redonnent aujourd'hui un nouvel élan à ces recherches, nous en reparlerons.

Une autre agression parfaitement connue et contrôlable est celle des sucres et, en particulier, du glucose. On appelle cela la glycation : comme les radicaux libres, le glucose modifie la structure de nos protéines, celle de notre noyau cellulaire fait d'ADN ainsi que nos graisses (lipides) contenant des **produits de glycation avancée, sorte d'homologues sucrés dans ce domaine des radicaux libres.** Avec le temps, l'âge et l'oxydation, les dérivés de la glycation s'oxydent à leur tour, formant des produits de *glycoxydation* ou de *glycosylation*, les AGEs *(Advances Glycation End Products)*, qui s'accumulent dans nos tissus tant que nos taux de sucre augmentent. Ils sont alors à l'origine de la plupart des complications : vieillissement des tissus par « pontage » des protéines, rigidification vasculaire et capillaire aggravant l'athérosclérose, certains troubles de la circulation cérébrale et donc les troubles cognitifs, la modification de la structure du mauvais cholestérol (LDL) le rendant plus propice à contribuer à la formation de plaques artérielles risquant de boucher nos artères, la modification de l'élasticité du cristallin expliquant les troubles de la vision.

En vieillissant, nous nous « caramélisons » : les produits de glycation avancée (AGEs) créent, lentement, mais sûrement, des liaisons irréversibles entre certaines molécules et altèrent ainsi leurs propriétés physicochimiques et biologiques. Au niveau de cet immense tissu de soutien que l'on retrouve partout dans notre organisme, le collagène, on assiste à une rigidification qui caractérise le vieillissement de notre peau, de nos artères et de la plupart de nos tissus.

Du fait de la sédentarité et de la trop grande consommation de produits sucrés à index glycémique trop élevé[4], on assiste actuellement à une épidémie silencieuse de « diabétisation ». Parmi ses signes avant-coureurs, on parle de **résistance à l'insuline** : c'est le début du syndrome métabolique qui associe une prise de poids à une augmentation du périmètre abdominal, une hypertension artérielle et des troubles du métabolisme des graisses, et qui génère à terme un important risque de décès cardiovasculaire.

Comme avec le stress oxydatif, il existe des tests simples permettant d'évaluer ce phénomène et des réponses nutritionnelles et médicamenteuses.

Dans la dégradation de la qualité de la longévité, l'accélération pathologique du vieillissement, tous les mécanismes décrits ci-dessus sont intimement liés. Oxydation excessive, troubles du métabolisme du cholestérol, glycation avancée et troubles du métabolisme de l'insuline contribuent ensemble à nous faire vieillir prématurément, puis à augmenter nos risques vis-à-vis de la plupart des pathologies liées au vieillissement.

[4] Lire à ce propos l'ouvrage collectif *Le régime Ig minceur – Comment perdre du poids en maîtrisant son sucre sanguin*, Vergèze, Thierry Souccar, 2007.

Les bilans cliniques et biologiques doivent donc être suffisamment précis et globaux afin d'appréhender l'ensemble de ces mécanismes et pouvoir proposer des stratégies de correction et de suivi (amélioration de l'âge biologique).

La chute de l'approvisionnement énergétique au cœur de la cellule à travers la diminution du métabolisme mitochondrial est également une cause de vieillissement. On a démontré vers la fin des années 1980 que les agressions oxydatives au niveau du génome mitochondrial (le cœur de nos cellules) retentissaient sur la respiration cellulaire et sur sa physiologie. La diminution de la production énergétique nécessaire au bon fonctionnement de l'organisme est directement en rapport avec cette altération fonctionnelle des mitochondries. La fréquence de ces altérations augmente de façon exponentielle à partir de 50 ans et peut influencer négativement aussi bien la physiologie du cœur que celle du cerveau, des muscles ou des reins.

Ici encore nous sommes aux limites de la pathologie puisque certaines maladies comme la maladie de Parkinson, conséquence de la dégénérescence de neurones dits *dopaminergiques* dans une région particulière du cerveau, sont directement en rapport avec cette altération de la physiologie mitochondriale. D'autres affections comme l'altération de la fertilité, la diminution de la qualité de la contraction cardiaque ou la maladie d'Alzheimer semblent en relation étroite avec ce phénomène.

Les biomarqueurs ne se bousculent pas, mais le dosage de la coenzyme Q10, dont nous reparlerons plus loin, est une piste à poursuivre.

Théorie immunitaire

Le vieillissement s'accompagne d'un déclin immunitaire qui favorise la survenue d'infections multiples. Lorsque celles-ci ou leur répétition ne conduisent pas à un décès, elles sont à l'origine de perturbations organiques, par exemple, d'une insuffisance rénale qui risque d'affaiblir l'organisme et d'accélérer le vieillissement. Le thymus qui fabrique nos lymphocytes T s'atrophie dès l'adolescence et, à 50 ans, il ne pèse plus que 10 % de son poids maximal. L'évaluation de l'immunité tant humorale (profils protéiques, immunoglobulines) que cellulaire (numérations lymphocytaires) devient dans ce cas un passage obligé de l'évaluation de l'âge physiologique.

Théorie hormonale

Elle a fait et fait encore la une des magazines. Qu'il s'agisse du traitement hormonal substitutif de la ménopause (THM), tantôt présenté comme un tel miracle que toute femme qui s'y refuse est traitée de sotte, tantôt diabolisé puis plus ou moins réhabilité, ou d'autres supplémentations, le déclin de la sécrétion hormonale est une réalité de notre vieillissement biologique individuel car personne ne présente les mêmes courbes de décroissance hormonale. **Ce déclin hormonal et endocrinien peut-il être considéré comme un biomarqueur hormonal** ? Doit-il être corrigé et de quelle manière, à quelles doses et avec quelles hormones ? Ce débat qui dure depuis plus de dix ans alimentera encore de nombreux médias et débats !

La nutrition anti-âge

Nous savons maintenant que la restriction calorique en dehors de la malnutrition ou, mieux encore, **la restriction calorique dans le cadre d'une optimisation nutritionnelle** doivent être considérées comme le premier et incontournable élément d'une optimisation de la santé et de la longévité.

La restriction calorique en dehors de la malnutrition

En pratique, il paraît raisonnable de restreindre les apports caloriques de 30 % et d'optimiser nos apports nutritionnels : vitamines, minéraux, protéines, acides gras. On peut y arriver par de multiples voies. Elles passeront toutes par un contrôle des quantités et des qualités d'aliments ingérés :

- Moins d'aliments à haute valeur calorique : graisses animales, certaines viandes, charcuteries, fromages… produits trop sucrés.
- La variété et l'équilibre des apports, sans préférence ou exclusivité vis-à-vis d'une catégorie d'aliments, sans excès de telle autre.
- Moins d'aliments à haute valeur oxydative comme certaines huiles polyinsaturées très instables : tournesol, lin.
- Le respect des grands équilibres nutritionnels : 40 % de glucides, 30 % de lipides et 30 % de protéines.
- L'apport d'aliments de qualité et notamment de protéines de haute valeur biologique, d'huiles de préférence « pressées à froid » ou encore d'aliments pas trop cuits ou bien cuits (cuisson à la vapeur).

Un programme diététique pour mieux vieillir

Prendre conscience que l'alimentation représente une forme d'automédication quotidienne est déjà un grand pas en avant. *« Que l'aliment soit ton remède ! »*, disait déjà Hippocrate, le père de la médecine moderne.

Le « mieux manger » qui va nous aider à « mieux vieillir » n'est certainement pas le « moins manger » : il doit se rapprocher de la restriction calorique, optimisée au plan nutritionnelle, c'est-à-dire une réduction de la ration calorique s'accompagnant d'un équilibrage ou d'une optimisation des apports nutritionnels : protéines, vitamines, minéraux, acides gras…

Le poids (en trop ou en moins) n'est pas le seul indice, bien que les excès dans les deux sens soient préjudiciables à une longévité sans faille.

Une bonne alimentation doit respecter les équilibres nutritionnels ci-dessus définis. Une alimentation « santé longévité » doit apporter tous les nutriments (vitamines, minéraux...) nécessaires à la santé sans en privilégier certains, sauf bien évidemment, dans certains cas particuliers qui relèvent du domaine du thérapeute nutritionniste et/ou du médecin. **Les régimes trop restrictifs et trop complexes limitent souvent les apports nutritionnels et créent des déficiences préjudiciables à la santé et à la longévité.**

Parmi ces nutriments, certains seront protecteurs : les antioxydants (mais tout dépend des besoins et des doses), les vitamines (même remarque), des plantes comme le ginkgo biloba, des acides aminés ou d'autres substances dont nous reparlerons comme l'acide R-lipoïque, la phosphatidylsérine ou l'acétyl-L-carnitine.

Une journée d'alimentation anti-âge

Il s'agit ici d'un exemple qui ne tient pas compte des particularités, du goût ou de la tolérance alimentaire de chacun.

✦ Petit-déjeuner

- **Un yaourt au soja, de chèvre ou de brebis, accompagné de fruits rouges** (myrtilles, framboises) ou d'une pomme ou poire si possible d'origine biologique pour que l'on puisse manger sa peau et pas trop mûre pour ne pas apporter trop de sucres en début de journée.

- **Des fruits secs** (raisins, abricots, amandes, dattes, noix de Grenoble…) qui apportent des fibres, du magnésium, des vitamines et des minéraux.
- **Des œufs à la coque** (plutôt qu'au plat ou en omelette pour apporter moins de graisse), **si possible bio, trois fois par semaine,** qui apportent des protéines et de la lécithine.
- **Des mueslis d'origine biologique sans sucres ajoutés :** mueslis d'avoine, de riz, de quinoa, d'épeautre ou de sarrasin (en fonction de sa tolérance aux céréales) avec, éventuellement, un peu de germe de blé au lait de soja.
- **Une tisane de thym l'hiver** (qui désinfecte), **de prêle** (en cas de problèmes osseux), **de romarin** (tonique, pour ceux qui ont du mal à se passer du café) ou **de thé vert** (toute l'année : il est antioxydant, antiglycation et il augmente les défenses immunitaires).

✦ Déjeuner

- **Des crudités :** carottes râpées, choux rouges râpés, tomates, radis, radis noir, céleri etc.
- **Faire soi-même son propre assaisonnement :** moitié d'huile d'olive, moitié d'huile de colza, un filet d'huile de noix, du jus de citron ou du vinaigre de pomme. Adapter les huiles à son goût : on peut remplacer partiellement l'huile de colza par de l'huile de noix, ajouter du sel marin non raffiné, du persil, des herbes aromatiques, de l'ail ou de l'oignon.
- Ne pas hésiter à rajouter sur les crudités et les salades, pour des apports en vitamine B, **des paillettes de levure alimentaire**. On peut aussi ajouter **des graines de lin** qui vont apporter des fibres et des oméga 3.
- En été, à la place des crudités, on peut manger **du melon nature** ou avec **du jambon de Parme**.

- **Des poissons gras des mers froides à volonté** (thon, saumon, sardine, maquereau…), trois fois par semaine (apports en oméga 3, fibres et vitamine D).
- **De la viande maigre au minimum deux fois par semaine, au maximum une fois par jour**, en évitant les cuissons trop vives et les barbecues (qui génèrent des produits cancérigènes).
- **Des légumes verts, si possible cuits à la vapeur :** épinards, brocolis, choux, haricots verts… **ou du riz** semi-complet ou basmati, avec une sauce tomate (lycopène) ou parfumé au curry ou au curcuma et en faisant revenir dans un peu d'huile d'olive des tomates fraîches avec de l'ail, des oignons ou des échalotes.
- **Un peu de fromage, en cas d'envie**, de préférence de chèvre ou de brebis (statistiquement, il y a beaucoup moins d'intolérances au lait de chèvre ou de brebis qu'au lait de vache) avec du pain complet ou semi-complet aux céréales, à condition qu'elles soient tolérées.
- **Un dessert :** fruits de saison, fruits rouges en été, compotes, fruits cuits, tartes aux fruits… Certaines personnes, pour des raisons de digestibilité, préfèrent prendre les fruits en début de repas : ce n'est pas une mauvaise habitude !

✦ Goûter (si nécessaire)

(Il est souvent conseillé en cas de surpoids pour limiter la faim au dîner.)

- **Un yaourt** ou de la crème au soja ou au lait de brebis, lait de soja ou d'amandes avec, éventuellement, un peu de cacao, quelques fruits secs (noix, amandes…).
- **Une pomme**, une poire, un peu de raisin, deux carrés de chocolat noir amer.
- **Un jus de pamplemousse** ou d'orange ou de raisin. (Attention aux excès de jus de pamplemousse qui, chez certaines personnes,

peuvent augmenter l'absorption et les effets secondaires de certains médicaments comme, par exemple, ceux des statines préconisés contre le cholestérol !)

- **Une boisson :** du thé vert ou autre tisane de votre choix.

✦ Dîner

(Il doit être toujours plus végétal et léger que le déjeuner.)

En hiver :

- **Une soupe de légumes faite maison** en évitant de mettre trop de pommes de terre et en rajoutant le mélange d'huiles proposé ci-dessus.

En été :

- **Un gaspacho** (soupe de tomates froide) ou une laitue assaisonnée comme ci-dessus ou un melon.
- **Des légumineuses : haricots, fèves, lentilles, soja, pois chiches…** (sélénium, fibres), accompagnées de riz de préférence complet ou semi-complet ou d'une autre céréale si on la supporte. Les saupoudrer de levure alimentaire.
- Éventuellement, **un peu de jambon cru** finement coupé ou un œuf ou un filet de poisson ou un peu de thon ou de sardines.

✦ Dessert

- **Des fruits de saison,** en hiver, une pomme ou une poire, quelques amandes, noix, noisettes et autres fruits secs.
- Ne pas abuser du café : toujours préférer le café expresso (moins gras) au café filtre.
- Ne pas oublier un ou deux petits verres de bon vin (de préférence rouge) par repas, si l'on aime !

Essayez toujours de privilégier les aliments dont vous connaissez la provenance ou des produits d'origine biologique, quitte à diminuer les quantités : vous risquerez moins d'absorber les herbicides et les pesticides, ou des conservateurs divers ; vous aurez un meilleur apport en nutriments. Au total, vous ne dépenserez pas plus en gagnant santé et longévité !

Hormones, santé et qualité de longévité

Bien qu'il ne s'agisse pas encore d'une évidence admise par tous, l'observation attentive de nombreux dossiers de patients nous permet d'affirmer, et nous ne sommes pas les seuls, qu'une surveillance tant clinique que biologique attentive des déficiences hormonales et une éventuelle supplémentation en fonction des résultats permettent d'optimiser notre vitalité et notre longévité.

Même si la prévention liée à la nutrition et à l'exercice physique doit passer au premier plan, certaines personnes ayant des taux hormonaux limites tireront profit en prenant des supplémentations judicieuses et adaptées à chaque cas. **C'est le rôle essentiel du thérapeute de proposer les bonnes mesures, de trouver et proposer des solutions, d'éclairer le patient sur les avantages et les éventuels risques d'une supplémentation, de le guider dans ses choix et de l'accompagner dans le suivi du traitement.**

Les hormones surrénaliennes : la résistance au stress

Nos surrénales, ces petites glandes situées au-dessus de nos reins, sécrètent un certain nombre d'hormones dites *stéroïdes.* Parmi elles, se trouve la fameuse cortisone, mais il y en a bien d'autres. Lorsque nous sommes stressés et surtout lorsque nous le sommes trop et trop souvent, nous « épuisons » nos surrénales. C'est le cas par exemple quand nous nous présentons à un examen ou lorsque le gendarme nous arrête.

Notre ami et confrère Thierry Hertoghe (cf. bibliographie) nous a convaincus de proposer à nos patients en situations intenses et répétées de stress des supplémentations filées d'hormone surrénalienne naturelle (l'hydrocortisone), équivalentes en général à la moitié ou un peu plus de la quantité sécrétée dans une journée par nos surrénales. Il ne s'agit donc pas d'un traitement à la cortisone ou aux corticoïdes, mais d'une supplémentation quasi physiologique visant :

- à nous épargner des états de fatigue et d'épuisement ;
- à nous éviter des coups de pompe inopinés ;
- à aider nos surrénales ;
- à récupérer notre énergie.

Cette supplémentation pourrait d'ailleurs être envisagée chez toute personne ayant eu un traitement incluant de fortes doses de corticoïdes (dérivés synthétiques de l'hormone surrénalienne). Ces médicaments sont parfois nécessaires pour traiter des états inflammatoires graves. Ils peuvent avoir de nombreux effets secondaires et délétères, dont l'aggravation de l'ostéoporose, la sidération de l'immunité et l'atrophie des surrénales.

Avec le vieillissement, le stress et la fatigue prolongés, on finit par épuiser les surrénales et à aboutir à une décroissance de leurs sécrétions hormonales.

L'accélération des modes de vie particulière à notre société les sollicite en permanence en nous faisant intensément et répétitivement sécréter non seulement le cortisol, mais aussi l'adrénaline (la fameuse bouffée d'adrénaline, intervenant en cas de peur, de colère, d'agressivité ou de fuite...).

L'examen clinique, l'interrogatoire et divers examens biologiques parfois très simples (cf. plus loin) permettent de savoir s'il faut supplémenter ou non et d'adapter la posologie aux effets et réactions.

Un rapport élevé cortisol/S-DHEA traduit un état de stress et d'anxiété chronique. Il est alors indispensable d'apprendre à mieux gérer son stress (yoga, respiration, exercices, meilleure alimentation) et souvent de se supplémenter en DHEA. En retour, l'excès de cortisol risque de favoriser des états d'anxiété, de boulimie, des épisodes infectieux et des insomnies.

✦ Quelles sont les hormones surrénaliennes à préconiser ?

On utilise l'hydrocortisone bio-identique, c'est-à-dire « copie conforme de laboratoire », à celle que nous fabriquons. Elle se présente en petits comprimés de 10 mg. On préconise trois à quatre prises par jour de 5 à 10 mg, en général au petit-déjeuner, en milieu de matinée, au déjeuner et, parfois, au milieu de l'après-midi. On ne prend jamais de doses le soir pour ne pas perturber le sommeil.

Certaines personnes ont tendance à « gonfler » avec cette hormone et d'autres ont du mal à s'astreindre à trois ou quatre prises journalières. On peut dans ce cas proposer en très faible dose un corticoïde synthétique : la méthylprednisolone, en général à raison d'un demi à un comprimé à 4 mg pris le matin.

En cas de stress prolongé, d'une surcharge de travail, d'infection, de convalescence ou de fortes chaleurs, il peut être nécessaire, en cas de fatigue, d'augmenter légèrement les doses. En cas de résistance à l'insuline, à plus forte raison de diabète ou de risques de décalcification osseuse, on doit éviter l'hydrocortisone. Les sportifs doivent bien entendu s'abstenir.

Les hormones thyroïdiennes : pour maintenir sa ligne et sa vivacité

Indépendamment de toute maladie de la thyroïde et de la même façon que les hormones surrénaliennes, notre thyroïde est très sollicitée par les rythmes de la vie moderne. Les principales hormones sont l'hormone T3 dite triiodothyronine et l'hormone T4 ou thyroxine.

Un dérèglement même subtil de la fonction thyroïdienne est-il en mesure de ralentir nos fonctions vitales et, de ce fait, d'accélérer nos processus de vieillissement ?

L'excès d'hormones (hyperthyroïdisme) provoque un amaigrissement parfois important, une accélération des battements du cœur (tachycardie), une sensation permanente de chaleur avec de la transpiration, de l'anxiété, de l'angoisse, de la nervosité et souvent de l'insomnie. L'expression faciale est souvent caractéristique (si on y prête attention !) car les yeux ont tendance à devenir proéminents (exophtalmie).

À l'opposé, l'insuffisance hormonale (hypothyroïdie) conduit à la frilosité, au ralentissement de la fréquence cardiaque (bradycardie), à la prise de poids et à la fatigue tant physique que psychique et cérébrale, qui peut être confondue avec la dépression. Dans ce cas, évitons si possible les antidépresseurs !

Le dosage des hormones thyroïdiennes (T3 et T4) et de la TSH *(thyrotropin-stimulating hormone)*, sécrétée par l'hypophyse et sensible aux variations de l'activité de la glande thyroïde, devrait en principe nous renseigner sur la fonction thyroïdienne. Malheureu-sement, en dehors des réelles maladies inflammatoires et/ou infectieuses de la thyroïde (thyroïdites), **ces dosages restent souvent à la limite de la normale. On parle alors de dysfonctionnement thyroïdien fonctionnel ou dysthyroïdie.** Ils peuvent, de plus, donner des valeurs différentes et aléatoires en fonction de l'heure de prélèvement, de la saison et des états de stress.

En général, les normes fournies par les laboratoires ne sont pas adaptées au diagnostic d'un dysfonctionnement thyroïdien, susceptible d'affecter la qualité de vie. Seul le thérapeute, en examinant le tableau clinique et biologique, est en mesure de proposer une supplémentation et un suivi soit en T4, soit en T3, soit en associant les deux.

Quoi qu'il en soit, le dosage des hormones thyroïdiennes à la recherche d'un dysfonctionnement même léger devrait faire partie de tout bilan biologique :

- si vous craignez de plus en plus le froid,
- si vous avez de plus en plus de mal à vous réveiller le matin,
- si vous prenez du poids sans raison et sans modification de vos habitudes,
- s'il vous semble que votre cerveau « tourne au ralenti » et que vous avez de plus en plus de mal à trouver vite idées et répliques.

La carence en iode peut être une cause de déficit de la glande thyroïde. À son maximum, elle conduit à l'installation de goitres et surtout de déficits psycho-intellectuels importants. Ce sont les classiques « crétins des Alpes ». Mais à un stade mineur, ils sont méconnus par la médecine. Malheureusement, la déficience iodée est, en France, et pas seulement dans les Alpes, la déficience minérale la plus fréquente. Il est facile de la dépister en dosant l'iode dans les urines de vingt-quatre heures. Il est encore plus facile de la prévenir en mangeant des algues et du sel complet non raffiné.

La thyroïde est sensible à l'environnement. Elle ralentit au froid et fonctionne mieux à la chaleur : il faut souvent adapter les supplémentations en fonction de la saison. Un certain nombre de déficiences nutritionnelles (sélénium, fer, zinc, vitamine C, carotènes, vitamine A, vitamines B) peuvent altérer son fonctionnement : bien penser à les faire rechercher et, si besoin est, à les corriger avant de vous faire supplémenter en hormones.

La thyroïde est également très sensible aux toxiques : métaux lourds, produits chimiques… Pensez-y en cas de dysfonctionnement (cf. le chapitre sur les bilans biologiques) et certains médicaments pris au long cours peuvent faire de même : aspirine, antidiabétiques oraux, corticoïdes, sels de lithium…

Certaines femmes ayant reçu un traitement radiothérapique à la suite d'un cancer du sein développent par la suite une insuffisance thyroïdienne. Il faut penser à la diagnostiquer en cas de fatigue souvent attribuée à d'autres problèmes physiques ou psychologiques.

✦ Quelles sont les hormones thyroïdiennes à préconiser ?

En France, la plupart des médecins généralistes ou spécialistes prescrivent en cas d'insuffisance thyroïdienne l'hormone T4. Si cette habitude est pleinement justifiée en matière de pathologie franche, elle ne l'est pas toujours en matière de dysfonctionnement thyroïdien. Les bilans biologiques que nous effectuons avec de nombreux confrères montrent qu'il existe souvent une insuffisance en hormone T3 (triiodothyronine) que la prescription de

T4 ne compense pas, car la conversion entre les deux peut mal se faire. Le taux de T3 est souvent le mieux corrélé aux symptômes décrits ci-dessus.

Malheureusement, en pratique médicale courante, le dosage de la T3 est rarement prescrit car son remboursement n'est pas autorisé en dépistage. Il nous semble cependant tellement important que, même à la charge du patient, nous insistons pour le faire réaliser en en expliquant la raison. À partir des résultats, il devient facile de savoir si l'on doit compenser avec de la T4, de la T3 ou un mélange des deux et d'ajuster les dosages, mois après mois. Il y a peu de temps, nous utilisions un mélange de poudre de thyroïde d'origine porcine qui associait ces deux hormones. Aujourd'hui, à la fois pour des raisons de sécurité et de coût, nous préférons conseiller les hormones de synthèse, mais bio-identiques.

Les hormones sexuelles qui ne servent pas qu'à ça…

C'est le « grand ballet de la vie » qui ne sert pas qu'à l'amour et au plaisir car œstrogènes, progestérone et testostérone ne gouvernent pas que le sexe. Notre vitalité physique et intellectuelle en dépend fortement et nos formes physiques leur doivent respect. Prégnénolone et DHEA sont leurs parents, nous en reparlerons.

Ces hormones sont produites par nos glandes sexuelles (testicules chez l'homme, ovaires chez la femme) et nos surrénales. Elles sont asexuées : la testostérone (hormone masculine) est bien évidemment importante chez l'homme, mais également indispensable chez la femme, en particulier à l'âge de la ménopause, afin de conserver énergie physique et psychique, libido et plaisir, et parfois pour lutter contre certaines obésités.

Les œstrogènes

Les œstrogènes sont sécrétés principalement par les ovaires en première partie du cycle menstruel et, chez l'homme comme chez la femme, par les surrénales.

On a longtemps cru qu'ils étaient les seuls à moduler le vieillissement féminin tant globalement que pour la peau, les os ou les vaisseaux… N'oublions pas que la sécheresse vaginale, la chute de la libido (encore elle !) et des cheveux peuvent être le signe d'une carence œstrogénique chez la femme que de petites doses d'œstrogènes suffisent à faire disparaître.

En cas de besoin, il faut toujours investiguer et modifier le mode de vie et d'alimentation, voire le corriger. La décision de traiter sera collégiale entre le médecin et son patient. Car le médecin doit pouvoir expliquer les possibles risques et/ou contre-indications et surtout les avantages et les inconvénients (balance bénéfices/risques) d'un traitement qui sera toujours contrôlé et suivi cliniquement et radiologiquement (dosages, mammographies, frottis vaginaux…).

✦ Quels types d'œstrogènes choisir ?

Toutes les études sur les risques des substitutions hormonales ont conclu sur la plus grande innocuité des gels transdermiques. Il en existe un grand nombre en pharmacie, toujours sur prescription médicale et remboursable.

Pour notre part, nous conseillons d'en suivre les effets cliniques et, éventuellement, biologiques (dosages). L'Agence française de sécurité des produits de santé (AFSAPS) recommande de n'administrer ces traitements qu'en cas de symptômes importants, notamment les bouffées de chaleur et sur une durée la plus courte possible.

Nous pensons avec certains confrères que si l'on respecte bien les indications et contre-indications (antécédents de cancers du sein, risques familiaux démontrés, maladies gynécologiques chroniques…)

et que l'on surveille très soigneusement les femmes concernées, le risque de voir apparaître une maladie liée au traitement n'est pas plus élevé que celui d'une femme non traitée et mal surveillée.

C'est dans ce domaine que certains phytomodulateurs végétaux, comme le yam, le trèfle rouge ou encore l'*Agnus castus*... dont nous parlerons plus loin, permettent de réduire encore les doses efficaces et donc les risques. Mais contrairement à ce que pensent (ou espèrent) certaines femmes, elles ne permettent pas, la plupart du temps, de les remplacer. Le reste est affaire de peur ou de choix personnel à discuter avec son médecin. Lorsqu'en 2003[5], lors de la publication de résultats alarmants concernant ces traitements, de nombreuses femmes et de nombreux prescripteurs ont abandonné les traitements, on a vu apparaître très rapidement des « coups de vieux » qui ont clairement démontré les effets positifs des supplémentations hormonales.

La progestérone

Progestérone et progestatifs (ou progestérone de synthèse) ne doivent pas être confondus, bien qu'analogues dans leur structure chimique et leurs fonctions. La différence essentielle réside dans leur mécanisme d'action biologique, leurs effets secondaires possibles et leurs risques potentiels.

✦ Mais qu'entend-on exactement par progestérone ?

La progestérone est l'une des deux principales hormones fabriquées par les ovaires de la femme en période de menstruations. Les œstrogènes constituent l'autre hormone. Plus spécifiquement,

[5] Lire *Hormones végétales naturelles aujourd'hui*, du Dr Dominique Rueff, Genève, Jouvence, 2005, p. 26-33.

il s'agit de l'hormone du *corpus luteum* (ou corps jaune) sécrétée juste avant l'ovulation et augmentant rapidement après celle-ci pour devenir l'hormone féminine principale durant les deux dernières semaines du cycle menstruel.

La synthèse de la progestérone se fait principalement dans les ovaires[6].

Plus on vieillit, plus on risque de manquer de progestérone en fin de cycle, même si certaines jeunes femmes aux règles douloureuses en manquent déjà dès la puberté. Il s'installe alors un déséquilibre œstro-progestatif au profit des œstrogènes, qui peut considérablement augmenter le risque de maladies dont certains cancers de la ménopause ou de la périménopause. D'autres troubles (fatigue, dépression, bouffées de chaleur, prise de poids) peuvent être en relation avec ce déséquilibre.

✦ Quel type de progestérone choisir ?

Toutes les études sur les risques des traitements hormonaux de la ménopause soulignent que c'est bien, comme nous l'avions nous-mêmes pressenti il y a plus de dix ans, la progestérone naturelle qui présente les moindres risques. Sans insister sur ce que nous avons largement développé dans d'autres livres, on entend par « progestérone naturelle » la progestérone que sécrètent nos organismes ou une copie réalisée en laboratoire dite *progestérone naturelle bio-identique.*

Cette progestérone est aujourd'hui disponible en crème. C'est la fameuse crème préconisée par feu le Dr Lee que l'on trouve sur Internet en Angleterre et dans plusieurs pays autres que la France. Elle est intéressante et efficace lorsque les déficiences ne sont pas trop importantes.

---

[6] Pour en savoir plus, lire *Hormones végétales naturelles aujourd'hui*, éd. déjà citée, p. 81-90.

La progestérone naturelle dite *micronisée* est disponible en capsules. Celles-ci (remboursables sur prescription médicale) sont prises par voie orale, le soir, car la progestérone facilite le sommeil. Certaines femmes qui la digèrent mal préfèrent les placer au fond du vagin, mais d'autres ne tolèrent pas cette méthode qui peut provoquer des démangeaisons.

Il existe également un gel de progestérone disponible en pharmacie, mais ce gel est spécialement adapté à l'usage local sur la poitrine, c'est-à-dire à la réduction des tensions mammaires en cas de mastose.

Dans tous les cas, l'usage des progestatifs, c'est-à-dire des progestérones de synthèse, plus ou moins éloignées de la progestérone, obéit à des indications médicales particulières (notamment les règles hémorragiques) qu'il ne convient pas de développer ici.

Hormones sexuelles et cancer

Il est généralement admis que certains cancers tels que ceux des seins, des ovaires et de l'endomètre sont hormonodépendants, c'est-à-dire que leur croissance est « favorisée » par les œstrogènes. Cependant, à l'heure actuelle, les biologistes moléculaires se sont concentrés sur les rôles des œstrogènes et de la progestérone dans la modulation des gènes, particulièrement des deux gènes connus sous le nom de Bcl-2 et p 53. Bcl-2 est un oncogène reconnu qui, lorsqu'il est activé, peut produire une substance qui bloque ou retarde l'apoptose[7]. Une apoptose retardée est associée à un risque accru de cancer. Le gène p 53, par contre, est un suppresseur de tumeur qui arrête la division cellulaire et accroît la vitesse d'apoptose. Des études récentes ont prouvé que l'œstradiol augmente

[7] Mort cellulaire programmée physiologiquement.

l'action du Bcl-2 (augmentant ainsi le risque de cancer) alors que la progestérone supprime l'action du Bcl-2 et augmente l'action du gène p 53 (diminuant ainsi le risque de cancer).

Plus récemment encore, le travail d'Ercole Cavalieri et de ses associés a été publié après des années de recherche à la Eppley Institute of Cancer Research, University of Nebraska. Ils ont trouvé que l'œstradiol et l'œstrone (mais non l'œstriol) peuvent être métabolisés dans la forme *« catechol estrogen »* par différentes voies métaboliques, dont l'une mène au catechol estrogen-3, 4-quinone, un composé qui induit la mutation génétique et amorce le cancer. Leur recherche indique que **cette voie métabolique particulièrement dangereuse peut être bloquée par les « bons » acides gras essentiels et en évitant les acides gras trans, ainsi que par les acides aminés soufrés (par exemple, la cystéine et la méthionine) que l'on trouve dans l'ail et les légumes secs**. Ce phénomène est accéléré par la dioxine et d'autres xénobiotiques et est inhibé par la progestérone.

Ainsi, nous savons maintenant que l'œstradiol ou l'œstrone non contrebalancés chez des femmes ayant des déficiences nutritionnelles et utilisant des acides gras trans peuvent favoriser le cancer du sein, des ovaires et de l'endomètre, alors que ce risque aurait pu être diminué en prenant de la progestérone et en ayant un régime alimentaire approprié.

Nous verrons plus loin que nous avons aujourd'hui les moyens :

- de réaliser des bilans d'équilibres nutritionnels, de stress oxydatif, de vitamines antioxydantes ou d'acides gras, qui permettent d'évaluer un terrain nutritionnel à risque, de le corriger et surtout de suivre le bien-fondé de sa supplémentation ;
- de réaliser par un dosage urinaire simple des profils des œstrogènes qui permettent de préciser un risque individuel ou

même avec un simple prélèvement d'ADN à l'intérieur des joues de réaliser un profil de polymorphisme génétique à la recherche d'un terrain à risque.

Hormones sexuelles et artères coronaires

Il est connu que la mortalité par maladie coronarienne est rare chez les femmes avant la ménopause. Et aussi que la mortalité par maladie coronarienne augmente très fortement après la ménopause. À l'autopsie, on trouve que les artères coronaires de telles femmes contiennent moins de plaque athéromateuse que celles des hommes qui meurent (généralement plus jeunes) de cette maladie.

Les recherches récentes de Kent Hermsmeyer et de ses collaborateurs menées à l'Oregon Regional Primate Research Center, Oregon Health Sciences University, ont démontré que des spasmes continus de l'artère coronaire pouvaient être induits chez des singes femelles castrées recevant un traitement hormonal substitutif (THM) avec de la médroxyprogestérone acétate (MPA ou Provera®) et supprimés chez des singes semblables recevant un THM avec de la vraie progestérone (naturelle).

Des résultats semblables furent obtenus par le Dr Peter Collins de la National Heart Institute of London, en faisant courir des femmes sur un tapis de jogging et en réalisant un électrocardiogramme à la recherche d'une ischémie cardiaque. On a d'abord administré à ces femmes un THM avec de la médroxyprogestérone acétate (Provera®) et ensuite un THM avec de la vraie progestérone. Une aggravation de l'ischémie (diminution du flux sanguin vers le cœur) a été observée chez les femmes recevant du Provera®, alors que l'ischémie était évitée chez les femmes prenant de la progestérone naturelle comme traitement substitutif.

La raison de l'augmentation de la mortalité par maladie coronarienne chez les femmes après la ménopause semble être liée à l'utilisation des progestatifs de synthèse.

Les femmes utilisant de la progestérone naturelle au lieu d'un progestatif auraient moins de spasmes des artères coronaires, moins d'ischémie cardiaque et moins de risques de mourir tôt de maladie coronarienne.

Une supplémentation appropriée en progestérone naturelle au lieu de progestatifs devrait être systématiquement conseillée dans le cadre du THM afin de réduire le risque de cancer et de maladie coronarienne.

La testostérone : que la puissance soit avec vous !

La testostérone est l'hormone de la force et de la vitalité sexuelle, aussi bien chez l'homme que chez la femme.

Chez l'homme, la testostérone peut arrêter et renverser le déclin physique qui ôte à celui-ci son énergie, sa force et sa libido. La testostérone va restaurer l'énergie musculaire et accroître l'endurance. Ce n'est pas pour rien qu'elle est utilisée frauduleusement comme dopant. **Chez la femme,** la testostérone renversera les effets d'une libido plus ou moins évanescente et accroîtra par ailleurs endurance et énergie.

Bien que, pour les deux sexes, cette hormone soit indispensable et qu'il soit absolument nécessaire de la restaurer à des niveaux normaux, l'approche sera différente pour chaque personne.

Le test salivaire est aujourd'hui une méthode fiable et simple pour mesurer la testostérone (et d'autres hormones comme la DHEA, la progestérone…) aussi bien chez l'homme que chez la femme (www.nutritionconcept.com ou www.labbio.net). Celui-ci est d'une grande simplicité pour le patient, qui recueille à jeun un échantillon de salive dans un tube spécial (salivette) et l'adresse au laboratoire qui en effectuera le dosage.

Les dosages sanguins sont plus courants, réalisables par tous les laboratoires, mais ils demandent beaucoup de doigté pour leur interprétation.

✦ L'usage de la testostérone chez l'homme

À l'âge de 50 ans environ, les taux de testostérone commencent à décliner et, pour certains, cela s'exprime par une sorte de lassitude, une fatigabilité, voire une fonte musculaire et une diminution sensible de la libido qui se manifeste surtout par un moindre intérêt pour la relation sexuelle (cf. le déficit androgénique lié à l'âge, Dala). **Il faut savoir que des taux bas de testostérone chez des hommes âgés de plus de 50 ans pourraient être considérés comme un marqueur d'augmentation de risque de mortalité.** C'est ce que suggère une étude publiée en 2007 par Elizabeth Barrett-Connor, de l'Université de San Diego en Californie.

Le dosage de **testostérone totale** n'est pas suffisant. Il faut souvent également faire doser dans le même laboratoire la **testostérone biodisponible** et parfois la SHBG (*Sex Hormone Biding Globulin*) et la LH (*luteinizing hormone*) pour apprécier la qualité de l'axe hypophyso-testiculaire. Les prescriptions de testostérone se font uniquement sur ordonnance médicale et de très nombreuses formes de testostérone sont disponibles.

D'une façon générale, la voie orale n'est pas recommandée car, lors d'un usage prolongé, elle peut endommager la fonction hépatique. Nous disposons de nombreuses spécialités en Europe et en France permettant de choisir une forme active de testostérone. L'énanthate de testostérone, peu coûteux, est préconisé selon la dose d'une ampoule injectable toutes les deux à quatre semaines. La voie injectable est extrêmement active. On peut toutefois lui reprocher un problème de constance dans les résultats : certains patients se sentent mieux pendant une à deux semaines, puis l'effet décline ensuite, ce qui les contraint à renouveler l'injection.

Il existe depuis peu une forme retard d'undécanoate de testostérone, qui ne nécessite qu'une injection tous les trois mois et évite en principe les pics d'activité en début de traitement. Cette forme est par contre beaucoup plus coûteuse que la première.

Les gels liposomiaux de testostérone bio-identique sont actifs et bien tolérés. On les trouve en France en spécialités médicales et à l'étranger en préparations magistrales plus dosées. Ils supposent que l'on prenne l'habitude d'appliquer le gel chaque jour. Ils coûtent en général assez cher. Mise à part la forme injectable d'une durée de deux à trois semaines, les autres formes reviennent souvent à une cinquantaine d'euros par mois. Il est important de souligner qu'avant tout début de traitement à la testostérone et régulièrement au cours de ce traitement, on doit pratiquer chez l'homme un toucher rectal prostatique et faire doser l'antigène spécifique de prostate, le PSA, afin de détecter tout risque de tumeur latente.

Il ne faut jamais oublier que la testostérone, quelle que soit sa forme d'administration, présente des effets positifs et des risques que toute administration nécessite de bien peser. C'est pour cette raison qu'il nous paraît totalement déraisonnable et dangereux de s'auto-administrer cette hormone sans passer par le conseil d'un médecin averti. Nous reviendrons sur cette question au chapitre consacré au déficit androgénique lié à l'âge.

✦ L'usage de la testostérone chez la femme

Disons quelques mots sur l'usage de la testostérone chez la femme. Ces quelques lignes s'appliquent bien évidemment et de la même façon aux précurseurs de la testostérone.

Comme chez l'homme, on note très souvent chez la femme après la ménopause une déficience en testostérone. Aussi est-il souhaitable, en cas de déclin de l'activité sexuelle et de l'énergie, d'en vérifier le taux. Si les taux de testostérone totale et biodisponible sont abaissés, il serait judicieux de proposer une supplémentation hormonale ou en précurseurs. La femme ressent généralement les bienfaits de la testostérone très rapidement (entre trois et cinq jours). À propos d'éventuels effets indésirables, il faut savoir que la testostérone peut élever le taux de cholestérol total et abaisser celui du bon cholestérol (HDL) d'où la nécessité de faire des contrôles biologiques.

Il existe aujourd'hui un patch transdermique spécialement adapté à la supplémentation en testostérone chez la femme. Si vous pensez en avoir besoin, parlez-en avec votre médecin.

La DHEA, placebo, escroquerie ou maillon fort ?

La DHEA ou déhydroépiandrostérone est une hormone produite principalement par les glandes surrénales et plus faiblement par les ovaires et/ou les testicules. **C'est l'hormone la plus abondante de l'organisme.** En 1998, cette hormone découverte en 1931 a été qualifiée d'« hormone miracle de la longévité ». Depuis, de multiples publications, articles médiatiques et scientifiques ont approfondi le problème [8].

---

[8] Le Dr Rueff a publié *La DHEA en pratique* (Genève, Jouvence, 2001). Nous en citons quelques autres en bibliographie en fin d'ouvrage.

Au cours des années qui suivirent, certaines réticences apparurent pour faire place à une sorte d'état des lieux plutôt négatif qui nous semble tout à fait injuste car elle est en fait aujourd'hui un élément essentiel d'une bonne stratégie d'optimisation de la santé et de la longévité. C'est d'ailleurs bien l'avis du Pr Étienne-Émile Baulieu ayant déclaré :

« *Beaucoup ont supposé qu'en prenant de la DHEA ils resteraient jeunes. En fait, si l'état de santé est normal, moyen, ça n'a aucun effet. En revanche, ce type d'hormone agit quand quelque chose va mal.* »[9]

De par notre expérience personnelle nous le rejoignons totalement : il faut remettre la DHEA à sa place, sans la parer de vertus miraculeuses car elle contribue sans nul doute au « mieux vivre », au « mieux être » avec, en prime, certaines actions spécifiques.

✦ En quoi la DHEA, malgré les critiques nombreuses et souvent infondées des administrations américaines (FDA) et européennes, reste-elle un maillon incontournable d'une bonne stratégie de longue vie ?

- L'activité de la DHEA sur la masse osseuse est passée sous silence alors que des études ont prouvé, tant chez l'homme que chez la femme, une action significative sur la densitométrie osseuse (cf. chapitre sur l'ostéoporose). Chez l'homme, cette action est obtenue par adjonction de testostérone. Ces faits ne doivent absolument pas exclure la recherche de besoins et la correction éventuelle des apports en calcium, vitamine D, magnésium, bore, vitamine K, silicium…

[9] In *Rajeunir*, n° 4, février-mars 2007.

- La DHEA permet aux personnes vieillissantes de limiter leur prise de poids et leur masse grasse au profit de la masse maigre, c'est-à-dire du muscle. Il s'agit bien, vu sous cet angle, d'un ralentissement du vieillissement, puisque le rapport masse maigre/masse grasse tel qu'il est analysé dans certains centres spécifiques de médecine de la longévité est bien un marqueur de vieillissement. Dans la même interview, le Pr Baulieu nous rejoint parfaitement sur ce point.
- Beaucoup d'études publiées nous semblaient en décalage avec notre expérience personnelle. Nous en avons finalement compris la raison en constatant que les doses préconisées étaient en général beaucoup trop faibles. En effet, les résultats obtenus en prenant de la DHEA sont très variables en fonction des besoins et des situations spécifiques. Alors que des bénéfices réels sont obtenus avec une dose de 15 à 25 mg par jour, d'autres n'auront de résultats positifs qu'à partir de 50 voire 100 mg une à deux fois par vingt-quatre heures. Il faut bien comprendre que si nos taux de DHEA baissent régulièrement dès l'âge de 25 ans, certains ont, même jeunes, des taux relativement plus faibles que la moyenne. Il ne s'agit plus alors d'un problème de vieillissement, mais d'une véritable pathologie fonctionnelle liée à ces taux : on manque de tonus physique et psychique après avoir été soumis à des stress importants et chroniques qui ont provoqué l'effondrement du taux de DHEA au profit de celui du cortisol. Ce phénomène peut être transposé à la plupart des hormones, mais il est particulièrement significatif en ce qui concerne la DHEA. Il nous semble donc judicieux de conseiller de faire mesurer son taux de DHEA, même dès la trentaine ou en cas de fatigue inexpliquée.
- L'interférence de toutes les hormones entre elles est un jeu toujours complexe : chez l'homme, pour obtenir des résultats positifs avec une supplémentation en DHEA, il est impératif

de supprimer, si nécessaire, un excès d'œstrogènes. En effet, dès la cinquantaine, un enzyme, l'aromatase, convertit les androgènes apportés par la DHEA ou la testostérone en hormone féminine, c'est-à-dire en œestrogènes. C'est alors qu'apparaissent des effets secondaires attribués à tort à la DHEA : peau grasse, perte de cheveux, hypertrophie bénigne de la prostate... Il convient d'analyser et, si besoin est, de complémenter toute prise de DHEA avec des nutriments comme le zinc, la racine d'ortie, la chrysine... pour ralentir cette conversion. Cela est bien évidemment du ressort du médecin.

- La DHEA ne « booste » pas artificiellement les niveaux de testostérone : l'augmentation est souvent moyenne et ne dispense pas, si nécessaire et après analyses biologiques, d'utiliser des précurseurs hormonaux comme le *Tribulus*, le *Velvet Antler* ou le *Youth Tissue Extract* ou des gels liposomiaux de testostérone.
- De nombreuses études[10] ont montré que la DHEA comme la testostérone contribuaient à ralentir l'apparition de la résistance à l'insuline, cause d'obésité et souvent annonciatrice de diabète de type II (dit insulinodépendant) et de risques cardiovasculaires précoces.
- La DHEA contribue à accroître la force et le volume musculaire. Il existe même une étude sur son action positive à propos d'une maladie génétique que l'on nomme *dystrophie myotonique de Steinert*. Une autre étude japonaise menée sur onze sujets a confirmé l'amélioration significative sur le muscle ainsi que sur les conséquences cardiovasculaires de cette maladie. D'autres études montrent des bénéfices cardiovasculaires par l'intermédiaire d'une baisse du mauvais cholestérol (LDL) et d'une action fluidifiante sur le sang.

[10] H. Kawano et A. Kitagawa, *Journal of Clinical Endocrinology and Metabolism*, juillet 2003.

- D'autres effets dont les détracteurs (ou ignorants ?) ne parlent pas sont tout aussi intéressants :
  – le maintien des fonctions cérébrales et cognitives (effet « antidépresseur like »),
  – l'amélioration de la libido,
  – l'amélioration des fonctions immunitaires.

Oui, et en dépit de considérations financières (la DHEA est peu chère et non brevetable), nous considérons qu'elle demeure aujourd'hui un outil essentiel pour le maintien de la santé en temps et en durée.

✦ La DHEA présente-t-elle des risques ou des contre-indications ?

Redonnons la parole au Pr Baulieu :

> « *Par précaution, on n'en prescrit pas à un patient qui a un cancer du sein ou de la prostate... et on a peut-être tort d'ailleurs, mais on s'abstient car certaines vieilles théories prévalent toujours. En dehors de ces cas limites, il n'y a pas d'effets secondaires de la DHEA. C'est un point très important.* »

Que dire de plus ? Nous le rejoignons en tout point en ajoutant que, par précaution, nous ne conseillons pas de DHEA à quiconque ayant eu un cancer dit hormonodépendant et qu'il s'agit plus d'une précaution médico-légale que d'une opinion scientifiquement fondée.

✦ Faut-il faire doser sa DHEA ?

Nous avons déjà répondu : oui, et même jeune. N'importe quel laboratoire d'analyses peut le faire. Il faut faire doser la forme circulante, c'est-à-dire le sulfate de DHEA (S-DHEA), mais gardez-vous d'interpréter vous-même les résultats, car l'équilibre hormonal toujours complexe nécessite d'être interprété par un praticien habitué. En ce qui nous concerne, il n'est pas question de conseiller de la DHEA sans avoir un dosage et un éventuel bilan hormonal. Inutile en effet de surcharger quelqu'un qui n'en a pas besoin ou de décevoir un autre avec des doses trop faibles…

✦ Quelle DHEA choisir ?

La DHEA est aujourd'hui disponible en pharmacie sur prescription médicale. Les sites Internet que nous proposons en fin d'ouvrage sont également des sites de confiance. À vous de choisir en fonction de votre situation personnelle, de l'avis de votre médecin, de votre motivation et des prix. Mais dans tous les cas, évitez l'automédication et, compte tenu des interactions de la DHEA avec les nombreux métabolismes que nous avons décrits, prévenez votre médecin de votre choix.

La prégnénolone, hormone du cerveau, de la mémoire et du bien-être psychique

La prégnénolone est une hormone sécrétée par nos surrénales, mais également par le foie, la peau, les glandes sexuelles et, fait particulièrement étonnant, **le cerveau lui-même** qui utilise « son » cholestérol pour la fabriquer[11]. La prégnénolone est en amont de toutes les autres hormones, donc mère de la DHEA et des hormones sexuelles. Elle a fait longtemps figure de parent pauvre face à la DHEA et les autres hormones.

[11] Wagner, 1995.

Dans notre expérience personnelle, elle constitue une avancée importante et irremplaçable dans tout processus de recherche visant au rétablissement de l'équilibre hormonal.

Elle est d'autant plus active prise conjointement avec la DHEA et les hormones sexuelles dont elle n'a pas les inconvénients. C'est ainsi qu'à l'inverse de la DHEA qui se convertit en œstrogènes et en testostérone, elle n'effectue pas cette conversion, devenant alors un supplément de choix chez la femme sensible aux œstrogènes ou chez l'homme trop sensibles à la métabolisation de la testostérone en œstrogènes. La plupart des risques d'effets secondaires de la DHEA sont ainsi évités.

Elle rencontre aujourd'hui un regain d'intérêt, mais, comme la DHEA, elle n'est pas brevetable, ce qui est un handicap pour l'industrie du médicament. Elle demeure cependant une hormone à part entière et ne peut en aucun cas faire l'objet d'une automédication.

La prégnénolone est une des substances dites *anti-âge*, dont on remarque très rapidement les effets et réclame sa prescription en cas d'arrêt.

✦ Quels sont-ils ?

- Elle améliore la résistance au stress, au surmenage cérébral et l'humeur. De récentes recherches ont montré que la prégnénolone produit des substances dites *hormone like* dans notre organisme, qui contribuent à accentuer cette résistance et à éviter ou à diminuer les états d'épuisement, d'hypersensibilité physique ou affective et les phénomènes de vieillissement accéléré. Ces recherches effectuées sur des pilotes de l'armée ont permis de constater des effets spectaculaires sur l'abaissement de la fatigue, y compris lors de conditions d'entraînement épuisantes. Par ailleurs, la prégnénolone fonctionne comme une neurohormone dans notre corps permettant ainsi **de plus facilement**

équilibrer et positiver les états d'âme et les émotions et même de diminuer en intensité des mécanismes anxieux ou dépressifs. Elle agit ici en synergie avec d'autres suppléments actifs sur l'humeur comme la SAMe (S-adénosyl-méthionine) ou la phényléthylamine dont nous reparlerons.

- La prégnénolone **favorise et améliore les capacités de mémorisation**[12]. C'est un aspect très positif de son utilisation. Des études ont montré que cette hormone était cent fois plus puissante que des substances utilisées pour accroître les capacités de mémorisation comme la phosphatidylsérine, le bacopa monnieri, l'huperzine, voire le ginkgo biloba… (voir le chapitre sur le vieillissement cérébral). Elle possède au plus haut point la faculté d'améliorer la transmission nerveuse.
  Le Dr Bruce Miller, neurologiste au Centre médical d'Harbor (UCLA), étudie actuellement ses effets dans la maladie d'Alzheimer. On a d'ailleurs remarqué que les taux étaient bas dans le cadre de l'évolution de cette maladie, comme dans celle d'autres troubles de la mémoire et de l'apprentissage. Toutefois, à ce jour, il n'a pas encore été montré d'amélioration sensible quant à son pouvoir de dissoudre la plaque amyloïde, caractéristique anatomique de la maladie d'Alzheimer.
- La prégnénolone **diminue efficacement (à condition de la prendre aux doses optimales) les inflammations articulaires**, en particulier l'arthrose et les conséquences des traumatismes de la moelle épinière. Cela n'a rien d'étonnant car, historiquement, la prégnénolone fut préconisée pour combattre les poussées d'arthrose et cela, en absence d'effets secondaires. Des études récentes ont montré qu'elle est une aide puissante à la réparation de la gaine de myéline qui entoure nos nerfs

---

[12] Christophe de Jaeger, *Les secrets d'une bonne mémoire : pour agir contre l'Alzheimer*, Paris, Albin Michel, 2005.

et qu'elle améliore de façon spectaculaire les suites de traumatismes de la moelle épinière, si on l'administre très rapidement après l'accident.

- La prégnénolone **apparaît comme un anti-âge spécifique de la femme.** Elle équilibre naturellement les niveaux d'œstrogènes et peut, de ce fait, aider de très nombreuses femmes souffrant des conséquences de taux d'œstrogènes trop élevés (syndromes prémenstruels, règles douloureuses, endométrioses, seins fibrokystiques…).

✦ Quelles sont les doses utiles?

Dans notre pratique, elles varient de 10 à 200 mg par jour. Des doses de 10 à 50 mg par jour pourraient être administrées sans dosage (car sans risque). Au-delà, il faut avoir des bilans biologiques. De beaucoup plus fortes seront réservées au traitement des suites de traumatismes de la moelle épinière et, peut-être demain, au traitement de la maladie d'Alzheimer et d'autres troubles neurocognitifs…

Des doses plus faibles, allant de 10 à 50 mg, contribuent à l'amélioration de la balance hormonale globale. On conseille, dans ce cas, une prise le soir en association avec la DHEA prise le matin.

✦ Faut-il faire doser sa prégnénolone ?

Comme pour la DHEA, parfois entre 20 et 30 ans, surtout si l'on a des problèmes inflammatoires ou de mémoire et, chez la femme, des dysfonctionnements hormonaux. De même, il faut faire doser la forme circulante dite *sulfate de prégnénolone* (S-prégnénolone), le dosage de la forme liée (prégnénolone) n'ayant que peu d'intérêt. Tout laboratoire peut transmettre l'analyse à l'un des laboratoires spécialisés, dont nous donnons les adresses en fin d'ouvrage. Attention, le résultat peut demander deux à trois semaines et il n'est pas inscrit à la nomenclature des actes remboursables !

✦ Quelle prégnénolone choisir ?
Elle n'est aujourd'hui, en France, disponible que sur Internet. Consultez les sites de confiance que nous citons en fin d'ouvrage.

L'hormone de croissance : le chef d'orchestre

À mesure que notre corps vieillit, nos cellules fonctionnent moins efficacement. Des chercheurs ont montré que l'une des raisons de ce dérèglement était liée à la chute graduelle d'une hormone : l'hormone de croissance (HGH).

Certaines manifestations caractéristiques du vieillissement, comme les rides, l'ostéoporose, les dysfonctionnements organiques sont directement en relation avec le taux de HGH.

L'association et le Collège américain d'endocrinologie ont identifié les signes précurseurs de cette déficience : fatigue, prise de poids, obésité abdominale, fonte musculaire, perte de force musculaire, altération du sommeil...

Aujourd'hui, en particulier aux États-Unis, et depuis la mise à disposition de l'hormone de synthèse, beaucoup s'injectent de la HGH. Toutefois, ces injections relativement coûteuses ont entraîné des effets secondaires gênants qui ont conduit à rechercher d'autres formes de supplémentation à moindres coûts et risques.

Qu'est-ce exactement que l'hormone de croissance ?

C'est une des hormones maîtresses de notre corps, le chef d'orchestre de toutes les autres hormones, responsable d'effets profonds sur notre développement physique et mental, ainsi que sur la croissance et l'immunité. Produite par le lobe antérieur de l'hypophyse (une glande à la base de notre cerveau), elle est sécrétée et mise en circulation durant le sommeil en réponse à des signaux électriques qui trouvent leur origine dans l'hypothalamus, une autre petite glande située au-dessus de l'hypophyse.

La HGH est essentielle au développement et au maintien du tissu musculaire, de la peau, du foie, des reins et des os. Elle a été isolée en 1956 et sa structure moléculaire identifiée en 1972. Jusque dans les années 1980, la HGH fut uniquement prescrite pour traiter des enfants ayant un déficit de croissance jusqu'à ce que des scientifiques se penchent sur son rôle potentiel sur la santé de l'adulte et son vieillissement. Depuis, plus de vingt mille études lui furent consacrées.

Les fonctions de la HGH

Les effets de la HGH sont exprimés dans notre corps via son comessager, l'IGF1 ou « *insuline like growth factor* », que l'on appelle également *somatomédine C.* C'est grâce à l'IGF1 que l'ensemble des autres hormones et bien d'autres métabolismes peuvent se faire en harmonie.

L'IGF1 stimule la synthèse des acides nucléiques au cœur de nos cellules : le DNA, le RNA, et augmente l'assimilation des protéines et des sucres par nos cellules, contrôlant ainsi la croissance et le renouvellement cellulaire. Plus nous vieillissons, plus le remplacement des cellules mortes est ralenti et l'une des causes de ce ralentissement est liée à la baisse du taux d'IGF1. En augmentant les taux d'IGF1, on augmente la masse maigre (muscles, os) tant en quantité qu'en qualité, on diminue la masse grasse et on augmente l'énergie de l'organisme.

Les symptômes courants du déficit en HGH chez l'adulte

- fatigue et épuisement nerveux,
- fonte de la masse musculaire,
- gain de poids et obésité abdominale,
- diminution de la force et de la résistance musculaire,
- diminution des performances cardiovasculaires,
- diminution des performances sexuelles et, en particulier, de la libido (pour les deux sexes),
- altération de la qualité de la peau et des cheveux, qui deviennent à la fois plus fins et plus fragiles ; on note également une diminution des capacités de cicatrisation,
- mauvais sommeil, manque de récupération, fatigue dans la journée,
- dépression et troubles de l'humeur,
- douleurs articulaires,
- maux de tête chroniques, diminution de la mémoire…

La HGH peut-elle vraiment nous faire gagner dix à vingt années de vie ?

C'est en juillet 1990 qu'une étude publiée dans le *New England Journal of Medicine* par le Dr Daniel Rudman faisait état de résultats obtenus en injectant à douze hommes entre 61 et 81 ans de l'hormone de croissance : après seulement six mois de traitement, ils ont vu leur masse maigre augmentée de 9 % et ont perdu 15 % de masse grasse. Par ailleurs, le tissu cutané s'était épaissi de 7,1 %.

Ces changements équivalaient à ceux rencontrés sur une période de dix à vingt ans. Ils conduisirent à des milliers d'autres avant que l'administration américaine (FDA) n'autorise la mise en vente des injections d'hormone de croissance. **Mais, à la suite des injections, on constata rapidement des effets secondaires : douleurs articulaires, hypertension artérielle, apparition ou aggravation du diabète…**

Il y avait donc là matière à rechercher de nouvelles formes d'administration ou de stimulation des taux de HGH permettant, plus physiologiquement, d'accroître les taux circulants d'IGF1. Il s'agit essentiellement :

- des acides aminés,
- des sécrétagogues,
- des dilutions homéopathiques de la HGH elle-même.

Les acides aminés précurseurs de la HGH

✦ L'arginine et l'ornithine

L'arginine a le statut d'acide aminé essentiel seulement en période de croissance. On la trouve en grande quantité dans le chocolat, les noix, les noisettes, les fruits et légumes secs, l'ail et le ginseng. Tous ces aliments devraient être réduits ou supprimés en cas d'infection herpétique qui nécessite de diminuer le rapport arginine/lysine. L'arginine stimule la sécrétion d'hormone de croissance et joue un rôle important dans le métabolisme des muscles, en agissant comme transporteur pour le stockage et l'excrétion de l'azote. **Le bon fonctionnement du thymus (donc l'immunité) peut être dépendant de l'apport en arginine.** On trouve de l'arginine en grande quantité dans le sperme et une déficience en cet acide aminé peut être une cause de stérilité.

L'ornithine représente l'élément le plus important du cycle de l'urée. Elle est le précurseur d'autres acides aminés : la citrulline, l'acide glutamique et la proline. L'ornithine, qui peut provenir

de l'arginine ou de la proline, est un puissant stimulant de la sécrétion d'hormone de croissance.

L'association d'ornithine et d'arginine est deux fois plus efficace que l'arginine seule pour stimuler la sécrétion de HGH.

✦ L'alphacétoglutarate d'ornithine

L'alphacétoglutarate d'ornithine (en anglais : *ornithine alpha-keto-glutarate* ou OKG) est une forme plus active de l'ornithine pour augmenter la sécrétion de GH. On la préconise à raison d'une prise unique de 3 à 6 g au cours de l'effort musculaire ou au coucher.

✦ La lysine

La lysine joue un rôle de premier plan parmi les facteurs de synthèse protéique. **Une déficience en lysine peut être à l'origine d'une fatigue chronique et/ou de troubles visuels d'origine vasculaire.** La lysine est indispensable à la formation du collagène et donc à la cicatrisation, au métabolisme des os et des cartilages. Elle entre dans la composition de la carnitine, associée à la méthionine, au fer et aux **vitamines B6, C et PP** (voir plus loin).

La lysine inhibe la croissance des virus (en particulier, celle du virus de l'herpès qui est au contraire favorisée par l'arginine – contenue dans le chocolat), facilite l'absorption du calcium et améliore la tolérance au stress et le métabolisme des graisses. La lysine est un des acides aminés qui stimulent la sécrétion de l'hormone de croissance.

✦ La glycine

La glycine intervient dans la synthèse de la créatine, du noyau porphyrique de l'hémoglobine et des bases puriques. C'est le plus simple des acides aminés et il sert de base à la synthèse de nombreux acides aminés non essentiels. La glycine stimule la libération du glucagon, hormone pancréatique qui mobilise le glycogène hépatique pour le libérer dans le sang. La glycine est donc hyperglycémiante : elle donne de l'énergie immédiatement disponible. Elle est essentielle au bon fonctionnement musculaire. Elle représente un tiers des acides aminés du collagène, principale protéine du tissu conjonctif, alors que la protéine du blanc d'œuf n'en renferme que 3,58 %.

Dans le cadre de notre expérience personnelle, une des meilleures associations pour élever le taux de HGH et surtout pour avoir une réponse clinique aux signes de déficit chez l'adulte consiste à associer glycine, ornithine et arginine.

✦ La glutamine

D'autres expérimentations[13] ont révélé qu'une dose unique de 2 g de glutamine était en mesure, chez neuf personnes âgées de 32 à 64 ans, de relever le niveau circulant de GH de 400 % sans que l'on sache si cet effet était reproductible lors de prises successives.

> Ces acides aminés peuvent être également considérés comme des précurseurs de GH, que l'on nomme scientifiquement *sécrétagogues.*

Les sécrétagogues : une voie d'avenir ?

Les résultats de l'administration d'acides aminés sur les taux circulants de GH ont conduit à la notion de **sécrétagogues**, c'est-à-dire de « cocktails » d'acides aminés et de substances naturelles capables de **déséquestrer** l'hormone et de la rediriger vers ses récepteurs.

[13] Welbourne, *American Journal of Clinical Nutrition.*

Voyons, à titre d'exemple, quel est le cocktail d'acides aminés préconisé par le Dr Klatz (président de l'Académie américaine de médecine anti-âge, A4M). Ce « cocktail d'acides aminés » pris l'estomac vide fournit les acides aminés essentiels à la sécrétion de la GH :

- arginine, de 2 à 5 g, prise une heure avant l'exercice physique ou au coucher,
- ornithine, de 2 à 5 g, prise à l'heure du coucher,
- lysine, 1 g, prise une heure avant l'exercice ou lors du coucher,
- glycine, 250 mg à 6,75 g,
- glutamine, 2 g au coucher,
- tryptophane, de 500 mg à 2 g au coucher,
- vitamine B3 (niacine), de 200 mg à 1 g par jour.

Malgré cette excellente formulation, il y avait encore matière à réflexion et recherches. C'est ce qui a conduit le pharmacologue James Jamieson, ainsi qu'il l'avait déjà fait avec les **prohormones végétales**, à sélectionner un ensemble de substances permettant de reproduire le plus fidèlement possible le même cycle de libération hormonale tout en limitant d'éventuelles interactions ou intolérances.

Ses recherches ont permis à l'obtention d'une *molécule chaperone*, formulation complexe résistant à la destruction dans l'estomac tout en favorisant le transport direct dans la circulation et la fixation sur les récepteurs cellulaires appropriés : les symbiotropines.

✦ Qu'entend-on par le terme *symbiotropine* ?

Il s'agit d'un **complexe végétal naturel issu de la forêt tropicale** présenté sous forme de tablettes effervescentes à dissoudre dans l'eau[14]. Aucun des composants n'est inactif. Le produit concerne l'ensemble du système endocrinien en mesure d'influencer la libération de la HGH : régulation insulinique, inhibition de la somatostatine, stimulation du GHRH et conversion en IGF1.

Le Dr Dorman, un confrère américain du Missouri, déclare à leur propos :

> « *Mon expérience clinique a démontré l'efficacité et la sécurité des symbiotropines. Plus important : mes patients se sentaient bien, ont perdu du poids, gagné en énergie, les symptômes ménopausiques se sont atténués et avec eux beaucoup d'affections chroniques. Pour eux, la symbiotropine est un véritable miracle !* »

✦ Comment s'administre la symbiotropine ?

Deux comprimés effervescents dans un estomac vide, environ quatre heures avant le coucher, cinq jours par semaine (par exemple, du lundi au vendredi). Cette administration est à suivre pendant trois mois sans interruption, puis on fait une pause d'un mois et l'on reprend le cycle.

Remarques :

- En évitant toute nourriture dans les quatre heures qui précèdent le coucher, on stimule le rythme circadien de libération de la HGH et son pouvoir de brûler les graisses.
- Dans une moindre mesure, la matinée est un autre bon moment pour la prise des tablettes.

---

[14] Pour en savoir plus, consulter : www.hgh-usa.com/%C3%A0_la_poursuite_du_facteur_de_mathusalem.htm

- Beaucoup d'athlètes et de sportifs préfèrent utiliser la symbiotropine une heure avant la compétition. Il y a en effet deux voies possibles : l'hormone de croissance donne de l'énergie pendant l'exercice ; l'exercice lui-même accroît le taux circulant de la HGH.

✦ Que pouvons-nous conclure en pratique ?

En complément de l'approche clinique du déficit en HGH, un bilan nutritionnel complet, clinique et biologique peut être très utile (voir plus loin et adresses en fin d'ouvrage). Une déficience d'apport ou d'absorption des acides aminés cités doit être recherchée et si besoin compensée. Les maladies digestives (infections, maladies allergiques et/ou auto-immunes) qui président à ces déficiences doivent être éventuellement identifiées et traitées. On peut également proposer ces acides aminés seuls ou en associations synergiques dans des préparations nutritionnelles existantes ou des préparations magistrales réalisées par les pharmaciens.

L'usage des sécrétagogues, associé à une reprise régulière de l'exercice et surtout de l'entraînement régulier type cardio-training (après avis médical au-delà de 40 ans), est certainement une voie d'avenir susceptible de régler de nombreux problèmes liés à la déficience en HGH chez l'adulte. Il existe également sous forme de comprimés effervescents une forme plus concentrée de symbiotropine en acides aminés et plus riche en extrait de lobe antérieur d'hypophyse appelé *méditropine* et qui, ainsi que son nom l'indique, est réservée à l'usage médical.

Les dilutions homéopathiques de la HGH

Elles furent mises au point par le Dr Barbara Brewitt, pharmacologue à l'école de médecine de l'Université de Washington. Elle a utilisé des dilutions progressives C6, C12, C30, en recombinant le DNA de l'hormone de croissance. Sa technique a reçu le nom de « recombinant DNA technologie ». C'est une combinaison non organique de sucres phosphates et protéines purifiées qui reproduisent à l'identique la structure du DNA de la HGH humaine. Ce nouveau DNA est alors inséré avec un DNA de levures où il pourra se développer et se multiplier.

Après plusieurs mois d'administration, on n'a pas constaté d'effets secondaires négatifs. La voie d'administration (gouttes ou comprimés sublinguaux) est très bien acceptée et le coût est sans comparaison avec celui des injections quotidiennes. Dans notre expérience personnelle, nous avons observé des résultats cliniques certes moins rapides et moins significatifs que ceux consécutifs aux injections, mais obtenus, sur des périodes de trois à six mois, une élévation moyenne d'IGF1 atteignant 20 à 25 %.

Attention cependant, aux allégations marketing de certains qui, sous couvert d'homéopathie, vendent n'importe quoi et en particulier de l'excellente eau distillée !

La mélatonine tient-elle ses promesses ?

Cette hormone sécrétée par la glande pinéale est essentielle à la régulation de l'activité veille/sommeil : à l'état normal, ses taux circulants sont beaucoup plus élevés la nuit que le jour. Elle a fait grand bruit après la parution de livres grand public, vantant ses qualités « miraculeuses ».

Comme la plupart des hormones, les taux physiologiques de mélatonine diminuent avec l'âge. Les taux sont très élevés chez l'enfant (qui a besoin de plus de sommeil), diminuent dès la puberté et baissent ensuite régulièrement (plus de 90 % de moins à 70 ans).

Les autorités américaines (FDA) considèrent qu'il s'agit d'une substance naturelle et sans danger. Résultat ? Un « marché noir » s'est créé et de multiples voyageurs en provenance des États-Unis rapportent dans leurs bagages des mélatonines de qualité douteuse ou mal définies, ce qui ne facilite pas l'évaluation réelle de ce produit. Ses différentes cibles pharmacologiques sont en cours d'étude, dont son action antioxydante et immunomodulatrice.

Très récemment, une étude réalisée par des chercheurs de l'Institut de biotechnologie de l'Université de Grenade[15] a montré que la consommation de mélatonine neutralise les dommages oxydatifs et retarde le processus neurodégénératif du vieillissement. Ils ont administré de petites quantités de mélatonine aux animaux et ont observé que cette substance non seulement neutralisait le stress oxydatif et le processus inflammatoire causé par le vieillissement, mais qu'elle retardait également ses effets, augmentant ainsi la longévité. Malheureusement, il n'existe pas à ce jour de preuves de l'effet antioxydant et/ou antivieillissement de la mélatonine sur l'humain et on peut supposer qu'une telle preuve n'est pas pour demain.

L'usage le plus démonstratif de la mélatonine chez l'homme reste encore aujourd'hui l'atténuation du *« jet lag »*, cette fatigue qui survient après les décalages horaires. On peut, dans ce cas, conseiller la mélatonine à la dose de 1 à 3 mg à 18 heures les trois jours qui précèdent le voyage transatlantique de retour (par exemple, San Francisco à Londres) et entre 22 heures et 24 heures les quatre jours qui suivent[16].

---

[15] *Journal of Pineal Research*, april 2007, 42(3): 272-9.

[16] Pr Ph. Thiéblot, service d'endocrinologie,
Hôpital Gabriel-Montpied, F-63003 Clermont-Ferrand Cedex 01.

Certains insomniaques (mais pas tous) trouvent dans la mélatonine un moyen de se sevrer en somnifères ou hypnotiques, ce qui est intéressant puisque toutes ces substances pharmacologiques dites hypnotiques peuvent avoir à la longue des effets délétères sur la mémoire et la vigilance dans la journée. La prise leur permet de réduire les doses, voire pour certains de se sevrer. D'ailleurs, la prise au long cours de somnifères réduit nos taux circulants et physiologiques de mélatonine : raison de plus de l'essayer en cas d'insomnie, puisqu'à ces doses, elle est sans danger. Une étude réalisée en Hollande sur une population de 5 000 femmes a démontré que la mélatonine, même en quantité importante et pendant longtemps, pouvait être utilisée sans danger : elles ont pris 75 mg de mélatonine par jour pendant cinq ans sans aucun effet secondaire négatif.

On peut prescrire une analyse du cycle de la mélatonine (6-sulfatoxyélatonine urinaire) pour se rendre compte que certaines personnes ayant des troubles du sommeil ont des rythmes inversés de sécrétion de mélatonine avec des taux plus élevés le jour que la nuit. Ce sont ces patients qui bénéficieront le mieux d'une supplémentation judicieuse avant le sommeil.

✦ Quels types et doses de mélatonine choisir ?

D'abord, il faut être certain de la pureté du produit : la mélatonine, interdite en France, est en vente libre en Italie, mais il est difficile d'en apprécier la qualité.

Il existe à notre connaissance diverses formes de mélatonine :

- des comprimés de 1 ou 3 mg,
- des comprimés à sucer ou à croquer (perlinguaux) à action rapide, souvent de 2,5 mg,
- des gélules à action retardée souvent dosées à 3 mg.

Chacun choisira selon les conseils de son thérapeute, mais surtout en fonction de sa situation et de ses réactions personnelles. Si vous avez des troubles de l'endormissement, choisissez la forme perlinguale plus ou moins associée à 1 mg à avaler. Si vous avez des réveils en cours ou en fin de nuit, choisissez plutôt la forme retard. Toutes les formes peuvent être associées. Si vous avez la tête lourde au réveil, vous avez certainement pris une dose trop forte, réduisez-la et sachez que certaines personnes se satisfont de doses d'un demi voire d'un quart de milligramme.

Avertissement concernant tous les traitements et supplémentations hormonaux !

Ne pratiquez jamais l'autoprescription, même si vous avez en main des résultats d'analyses vous concernant.

N'envisagez qu'une supplémentation globale, prenant bien en compte un maximum de glandes endocrines et ce, après interrogatoire, examen clinique, parfois radiologique et analyses biologiques (voir ce chapitre plus loin) prescrits et interprétés par un praticien expérimenté.

Respectez bien les contre-indications.

Évaluation biologique de l'âge, ou comment mieux comprendre les prescriptions de votre praticien anti-âge

Le praticien qui envisage une supplémentation nutritionnelle ou hormonale se fonde sur des indicateurs ou marqueurs à la fois cliniques et biologiques. Il n'est pas question de les détailler tous ici, car ils sont de l'ordre d'un véritable enseignement de cette discipline. Par contre, il nous semble essentiel de comprendre que, parmi les analyses biologiques de base, si nous avons des analyses traditionnelles comme la ferritine pour le stock de fer ou la TSH pour la régulation de la thyroïde, notre « lecture » des résultats est souvent différente de celle du pathologiste qui recherche exclusivement le diagnostic d'une maladie plutôt qu'un vieillissement ou un dysfonctionnement.

Nous voulons insister ici sur le fait que les normes de laboratoire que l'on trouve sur les résultats sont des normes adaptées au dépistage de la maladie et non à l'optimisation de la longévité. Il arrive donc souvent que l'analyse soit considérée par certains comme « normale », parce qu'entrant dans les normes données par le laboratoire alors que le praticien attentif à la recherche d'un dysfonctionnement ne la trouvera pas « optimale ».

Pour les nutriments, c'est un problème extrêmement complexe : quel est le taux sanguin optimal de vitamine C à 20 ou 50 ans ? Il n'y a pas de réponse simple. Pour les hormones, c'est un peu plus facile car elles ont pratiquement toutes un taux maximum vers l'âge de 20-25 ans, puis ne cessent de décroître. Prenons l'exemple de la TSH, cette hormone que fabrique l'hypophyse pour réguler la fabrication des hormones thyroïdiennes (T3 et T4). Elle est considérée comme normale par le pathologiste (et le laboratoire) entre 2 et 4 µUI/ml (micro-unités internationales par millilitre). Quant à nous (praticiens de l'optimisation de la forme et de la longévité), nous la considérons comme « optimale » lorsqu'elle se trouve autour de 1, disons entre 0,5 et 1,5 parce que c'est en général à ce taux que l'ensemble des signes cliniques que nous avons détaillés ci-dessus disparaissent.

Les analyses biologiques de base que tout laboratoire peut en principe réaliser ou transmettre facilement

Il s'agit, **chez l'homme**, d'un examen de routine, tous les deux à trois ans à partir de 45 ans, avec un toucher rectal de la prostate, une radiographie pulmonaire pour les fumeurs et une recherche de sang dans les selles (hémoculture). On peut conseiller, de plus, une formule sanguine complète (avec les plaquettes) à la recherche de toute forme d'anémie (maladie sanguine ou de la coagulation, ou infection), un dépistage du cancer de la prostate par l'antigène PSA et le rapport PSA total/PSA libre, lorsqu'il est augmenté (en sachant que le résultat de cet examen n'est pas fiable à 100 %), un test sanguin lipidique (EAL, examen des anomalies lipidiques) afin de contrôler les différentes fractions de cholestérol (HDL et LDL avec rapport cholestérol total/cholestérol HDL) et, pour les sujets à risque (antécédents de maladies virales, alcoolisme...), quelques tests de la fonction hépatique pour s'assurer d'une bonne détoxication (transaminases, gamma GT).

L'inflammation est visible dans la vitesse de sédimentation (VS), mais plus encore dans la C-Reactive Protein ultrasensible (CRP us) ou le dosage du fibrinogène que pratiquent bon nombre de laboratoires de ville. La CRP us est considérée classiquement comme un marqueur de risque cardiovasculaire et, plus récemment, comme une « alerte » pour certains cancers, à condition, bien entendu, qu'elle persiste dans le temps.

Tout marqueur d'inflammation chroniquement présent doit faire rechercher une pathologie, un foyer infectieux chronique (dents, gencives, sinus, gorge, larynx, système digestif...) et peut conduire à des examens plus spécifiques et/ou approfondis que nous abordons plus loin.

La glycation (surcharge tissulaire en sucres) est difficilement évaluable, mais la résistance à l'insuline qui en fait le lit ainsi que celui du diabète doit être évaluée. Cette glycation est souvent en relation avec ce que l'on nomme *syndrome métabolique*, c'est-à-dire l'association d'un surpoids abdominal avec l'augmentation du cholestérol, la diminution du bon cholestérol (HDL) et/ou l'augmentation des triglycérides, des paramètres glycémiques et de la tension artérielle. **Le tour de taille est aujourd'hui le premier indicateur de risque.** Classiquement, il doit être inférieur à 102 cm chez l'homme et à

88 cm chez la femme, mais les normes tendent à évoluer vers 94 cm pour l'homme et 80 cm pour la femme. Alors, à vos centimètres de couturière pour déterminer votre risque cardiovasculaire ! Les normes ont également évolué pour les paramètres glucidiques (en rapport avec les taux circulants et/ou tissulaires de sucre) : au-delà de 1,28 de glycémie à jeun, on parle de diabète ; entre 1 et 1,28, on tire la sonnette d'alarme, on parle de résistance à l'insuline et on s'intéresse de plus près au risque cardiovasculaire surtout si le tour de taille est trop élevé, si on a une famille à risque, du cholestérol, de la tension…

On explore donc la glycémie et l'insulinémie à jeun, l'hémoglobine glyquée (HbA1C), qui donne une indication de la charge en sucre (glycation) des globules rouges et on essaie d'obtenir certains paramètres mathématiques (les tests Homa et Quicki) que beaucoup de laboratoires commencent à pratiquer : ils permettent de préciser le degré de résistance à l'insuline. La microalbuminurie de 24 heures est un test qui permet de dépister très simplement une souffrance rénale, dépendante de la surcharge sucrée. En cas de doute sur la fonction rénale, on demande une créatinémie sanguine et sa clairance.

L'homocystéinémie est également une analyse que tout laboratoire d'analyse peut réaliser ou transmettre. L'homocystéine appartient au groupe des acides aminés soufrés. **L'hyperhomocystéinémie est retrouvée chez plus de 20 % des patients souffrant de pathologies vasculaires.** L'accumulation d'homocystéine est directement agressive pour la paroi vasculaire. Elle semble majorer le risque de certaines maladies et d'accélération du vieillissement de certains tissus. En relation avec des déficits en vitamines B (B6, B9, B12 et bétaïne ou trimétylglycine – TMG) ou des anomalies acquises congénitales, elle a fait couler beaucoup d'encre car on a décrit son influence sur les risques vasculaires comme sur les risques de pathologie cognitive cérébrale. Tantôt confirmée par de grandes études pathologiques, tantôt infirmée au moins partiellement par d'autres, le problème n'est pas simple.

À ce jour, il paraît judicieux de la faire doser car il semble bien qu'elle soit au moins un marqueur de risque cardiovasculaire, indépendant des taux de cholestérol. Ici également, méfiez-vous des normes de laboratoires : elle est donnée comme normale au-dessous de 15 µmol/l (micro-mole par litre) alors que certains auteurs américains mettent, pour le risque cardiovasculaire, la norme supérieure à 7 et considèrent qu'à 15, le risque est déjà multiplié par quatre. Attention, ce dosage n'est pas remboursable et revient en France, à ce jour, à 56 euros.

Le dosage de la vitamine D (vitamine OH D3, 25 hydroxy vitamine D) prend de plus en plus d'importance et devrait, aujourd'hui, faire partie de tout bilan biologique anti-âge. Bien au-delà de son rôle dans le métabolisme de l'os et la prévention de l'ostéoporose, de multiples études (63 études américaines de 1966 à 2004) ont remarqué que certains états de déficit immunitaire et certains cancers (côlon, sein, prostate) pouvaient être en relation avec une déficience chronique en vitamine D. Un taux correct de vitamine D est également en relation avec une optimisation de la santé et la prévention des accidents cardiovasculaires. À ce jour, on ne connaît pas le mécanisme d'action de la vitamine D. Or d'autres études montrent que la population des pays occidentaux est souvent à la limite de la déficience en vitamine D et que, probablement, une supplémentation devrait être envisagée (cf. le chapitre sur l'optimisation de la longévité cardiovasculaire).

✦ Le risque de vieillissement osseux, d'ostéoporose

Autrefois, on pensait ce risque réservé à la femme. La pratique plus intensive des densitométries osseuses a montré que ce risque, bien que moins important, existait également chez l'homme. Dans les deux sexes, l'important est de pouvoir dépister ce risque le plus tôt possible, afin d'envisager une prévention telle que nous l'avons détaillée ci-dessus.

D'une façon générale nous devrions tous faire une densitométrie osseuse vers les 50 ans afin d'avoir une image de référence pour l'évolution ultérieure. Toutefois, si nous appartenons à une famille à risque ou si nous avons un mode de vie à risque (tabagisme, sédentarité…), on pourrait la conseiller plus tôt. Cet examen, qui utilise de très faibles rayons X et ne présente donc pas de contre-indications, fournit une image du squelette avec ses zones de fragilité : poignets, hanches, rachis…

De faibles variations du risque ne se voient pas sur cette imagerie qui n'a pas, en principe, à être répétée plus d'une fois tous les trois à cinq ans. C'est pour cette raison, que, plus sensibles aux variations de risque, les marqueurs de résorption osseuse permettent de savoir si, naturellement ou en fonction d'une supplémentation nutritionnelle et/ou hormonale et d'un changement de mode de vie, la reconstruction osseuse devient plus ou moins importante que sa déconstruction. Ces marqueurs peuvent être répétés à quelques mois d'intervalle et permettent de vérifier le bien-fondé de la supplémentation.

✦ Quels sont les examens à faire pratiquer afin d'investiguer le risque d'ostéoporose et de le suivre dans le temps ?

- **Des dosages sanguins de principe, mais non spécifiques :** calcium (calcémie) phosphore (phosphorémie), vitamine OH D3 et parathormone (une hormone sécrétée par les parathyroïdes, petites glandes à côté de la thyroïde pouvant interférer avec le métabolisme osseux).

- **Parmi les marqueurs spécifiques, on distingue les marqueurs de l'ostéoformation :** isoenzymes de la phosphatase alcaline osseuse, l'ostéocalcine et les propeptides du procollagène de type I.
- **Les marqueurs de la résorption osseuse** préconisés en pratique pour leur faisabilité et leur relative fiabilité sont le dosage urinaire sur 24 heures de la pyridinoline et le rapport dipyridinoline/créatinine urinaire, ainsi que le dosage des Crosslaps sériques ou CTx plasmatiques.
- **Chez la femme**, les examens de base seront sensiblement les mêmes, avec de plus un examen gynécologique (frottis cervico-vaginal tous les trois ans entre 20 ans à 70 ans), une palpation manuelle de la zone mammaire au moins une fois par an et un apprentissage de l'autopalpation. Chaque femme, après 40 ans, se trouvera bien de faire pratiquer une mammographie/échographie tous les deux ou trois ans et annuellement après 50 ans. Pour le reste, hormis le PSA, les examens sanguins et urinaires sont identiques à ceux de l'homme (contrôle de la formulation sanguine, du cholestérol, du sang éventuel dans les selles…).
- **Chez l'homme comme chez la femme, le tabagisme, une trop grande consommation d'alcool**, une vie trop stressée et une mauvaise alimentation doivent nous rendre très prudents quant au risque de déséquilibres hormonaux et de cancers hormonodépendants (seins, ovaires, prostate).
- **Pour les deux sexes, le dosage du zinc sang total** est un bon reflet du statut en zinc. Il est important car ce métal intervient dans les enzymes de régulation du stress oxydatif ainsi que dans le métabolisme hormonal. En cas d'homocystéinémie élevée, de fatigabilité, de mauvaise alimentation, de pathologie intestinale chronique ou de suspicion d'alcoolisme, on demandera parfois le dosage des vitamines B12 et B9 (folates).

Le taux de magnésium sanguin corrélé à celui de la glycémie semble aussi un bon indicateur de risque cardiovasculaire [17].

✦ Les dosages hormonaux que tout laboratoire peut en principe réaliser ou transmettre

Tous sexes confondus

- **Thyroïde :** TSH, souvent la T3 libre et la T4 libre sanguine, parfois la T3 libre sur les urines de vingt-quatre heures. Parfois, en cas de résultats limites, on est conduit à demander le dosage de l'hormone T3 dans les urines de 24 heures (T3 urinaire de 24 heures), qui permet d'identifier un dysfonctionnement même léger.
- **Surrénale :** Cortisolémie entre 8 et 10 heures, transcortine qui transporte le cortisol, S-DHEA (sulfate de DHEA) et S-prégnénolone (sulfate de prégnénolone). Le ratio DHEA/cor-tisol doit être compris entre 15 et 25 : au-dessous, il est signe de stress chronique, au-dessus de fatigabilité ou d'hypersensibilité à l'environnement.
- **Hypophyse :** On dose l'IGF1 et parfois l'IGFBP3. L'interprétation de ces dosages doit être confiée au praticien expérimenté.
- **Glande pinéale :** On dose le métabolite urinaire de la mélatonine : la 6-sulfatoxymélatonine urinaire, sur les urines de vingt-quatre heures. Là également, l'interprétation doit être réalisée par un praticien expérimenté qui se servira de ce dosage pour proposer une éventuelle supplémentation en mélatonine et en suivre les effets.

---

[17] L. Haglin et al., « Prediction of all-cause mortality in a patient population with hypertension and type 2 DM by », *Acta Diabetol.* 2007 ; 44 : 138-143.

Hormones sexuelles chez la femme

- **Œstradiol.**
- **Progestérone.**

Lorsque l'on suspecte un déséquilibre hormonal, on les demande en début et en fin de cycle, les dates précises dépendant de la durée du cycle. En période de ménopause, lorsque l'on est en présence d'un état de grande fatigabilité, de chute de libido, on dose également la testostérone libre.

Hormones sexuelles chez l'homme

- **Testostérone totale** et biodisponible, dosées dans le même laboratoire. Il peut arriver en cas de difficulté à interpréter les dosages de devoir doser la SHBG *(Sex Hormone Binding Globulin)*, la protéine de transport de la testostérone.
  Les dosages de la **dihydrotestostérone** et/ou de l'**œstradiol** peuvent être indiqués chez l'homme lorsque, vieillissant, il transforme ses hormones masculines en hormones féminines (processus dit d'*aromatisation*) avec certains risques pour la prostate et très souvent une augmentation du volume de la poitrine (gynécomastie).

Bilans spécifiques à l'optimisation de la santé et de la longévité

L'inflammation

En cas d'inflammation, il faut rechercher un foyer inflammatoire, la plupart du temps, il s'agit de problèmes dentaires, de gencives (parodontopathie), de sinus… Il ne faut donc pas hésiter à demander un bilan dentaire, avec une radio panoramique et un examen de la flore buccale. De même, il ne faut pas hésiter à consulter un médecin ORL et à lui suggérer de faire réaliser, si besoin, un scanner des sinus.

Les autres foyers inflammatoires sont très souvent digestifs. N'hésitez pas à demander à votre médecin une recherche d'infection à l'Helicobacter Pylori, ce germe à l'origine des ulcères de l'estomac, mais aussi de certains cancers. C'est une analyse simple que tout laboratoire peut réaliser.

Les analyses de selles (coproculture fonctionnelle) sont importantes : elles permettent à la fois de retrouver des infections à germes (strepto- et staphylocoques, colibacilles pathogènes…), aux champignons (mycose au candida albicans) ou aux parasites de type amibien. Mais il faut absolument s'adresser à un laboratoire spécialisé (voir les adresses en fin d'ouvrage).

Si l'on pense que des allergies alimentaires de type III et des problèmes de perméabilité intestinale peuvent en être la cause, il faut faire réaliser un **test Imupro 300** (www.immuno-nutrition.com). L'interprétation et les conseils qui en découlent doivent être faits par un praticien formé à cette méthode, mais peut aussi être réalisée par l'intermédiaire du site www.maxlongevity.com[18]. S'il

[18] Nous vous conseillons de lire, à ce propos, le livre du Dr Rueff, *Immunonutrition*, éd. déjà citée.

y a un doute concernant la perméabilité intestinale, il faut essayer d'adresser son prélèvement de selles au laboratoire luxembourgeois (Laboratoires Réunis) qui réalise également l'Imupro 300 (voir l'adresse en fin d'ouvrage).

Le stress oxydatif

Nous préconisons selon les cas deux types de bilans : ceux proposés par le CHU de Grenoble Oxyscale (Dr Garrel : www.cisso.info – voir l'adresse en fin d'ouvrage) et les bilans de stress oxydatif réalisés par le Laboratoire Philippe Auguste à Paris (www.labbio.net). Ce dernier bilan fournit le dosage sanguin de la majorité des vitamines antioxydantes et permet de corriger et de suivre l'alimentation et/ou la supplémentation proposée. Il est important dans presque tous les cas de faire doser la coenzyme Q10.

Ce même laboratoire propose de doser dans les urines un marqueur de stress oxydatif, le 8-Oxo-deoxyguanosine urinaire, marqueur fiable et peu coûteux du stress oxydatif sur le noyau cellulaire et le malonyldialdéhyde (MDA) et le F_2 Isoprostanes urinaires plus utile en cas de problèmes cardiovasculaires. Il mesure également la toxicité des métaux lourds dans l'organisme, profil des porphyrines urinaires, qui peuvent être, bien entendu, un facteur de vieillissement en cas de contact environnemental avec ces métaux (mercure, cadmium, plomb…), d'intolérances à certaines vaccinations ou d'érosion d'amalgames dentaires, extraits sans précautions.

Le Laboratoire Philippe Auguste réalise également des profils des vitamines B (parfois nécessaires en cas d'augmentation de l'homocystéinémie), des profils minéraux complets et des profils de neurotransmetteurs. Ce sont la plupart du temps des analyses que nous ne conseillons pas en première intention.

Le MDA est un sous-produit (aldéhyde) de l'oxydation des acides gras de membrane qui se forme à partir de l'acide arachidonique. Il peut être élevé dans bon nombre de maladies chroniques inflammatoires et oxydantes et, en particulier, dans les pathologies cardiovasculaires. Il l'est plus encore chez les fumeurs et les trop gros buveurs.

L'Isoprostane F_2 (8-epi-prostaglandin F_2)

Les isoprostanes sont résultat de l'oxydation sur nos graisses (acide arachidonique, phospholipides) et s'élèvent lorsque l'organisme est soumis à un stress oxydant important et/ou prolongé et que le niveau de radicaux libres est élevé. Ils peuvent avoir des activités biologiques réelles. L'isoprostane F_2 influence notamment la fluidité du sang. Des taux élevés sont retrouvés dans certaines maladies comme l'asthme ou la polyarthrite rhumatoïde. On suspecte les isoprostanes d'être impliqués non seulement dans le mécanisme de la maladie cardiovasculaire, mais également dans celui de certaines allergies ou cancers. Une étude récente a montré que le taux d'isoprostane est un indicateur indépendant important du risque de maladie cardiovasculaire.

À notre connaissance, ce laboratoire est le seul en France à réaliser un test de stress oxydatif particulier : l'Orac Assay ou Caro (capacité d'absorption des radicaux oxygénés), index d'activité antixoydante du plasma sanguin qui intègre la contribution des flavonoïdes, des polyphénols, des phytonutriments, dont la diversité est telle qu'ils ne peuvent être mesurés individuellement par chromatographie. Il complète le dosage des vitamines dans l'estimation des apports alimentaires et surtout permet de décider d'une éventuelle supplémentation en polyphénols qui semble jouer un rôle fondamental dans la prévention des accidents vasculaires cérébraux.

Le Laboratoire Risse et Verseau, à Paris, réalise également de bons bilans de stress oxydatifs couplés avec l'analyse des métaux physiologiques et toxiques pour l'organisme.

Les bilans de protéomique fonctionnelle du CEIA

Depuis une trentaine d'années, nous utilisons ces bilans, profils protéiques informatisés, qui donnent d'excellentes indications sur l'état inflammatoire ou non de l'organisme, les défenses immunitaires, les problèmes infectieux, certains problèmes hormonaux et métaboliques (risques cardiovasculaires) et risques de dépression plus ou moins exprimée par le patient, de maladies graves dont les cancers. Il s'agit d'une méthode simple de dépistage, une simple prise de sang qui peut être effectuée par n'importe quel laboratoire et expédiée au CEIA à Bruxelles, **qui établit la carte d'identité spécifique de l'organisation protéiforme du patient**. Ces bilans sont extrêmement prédictifs et préventifs, c'est-à-dire qu'ils fournissent au praticien des orientations diagnostiques, avant que les signes ou les pathologies n'apparaissent. De plus, ils proposent au praticien des orientations thérapeutiques en fonction des résultats enregistrés dans une colossale mémoire informatique. Nous pensons qu'il est difficile en première approche de se passer de ces bilans. Pour plus d'informations, vous pouvez consulter www.ceia.com ou joindre le CEIA à Bruxelles (adresse en fin d'ouvrage).

Les bilans d'acides gras

L'équilibre entre les différents acides gras (oméga 3, 6 et 9) est très certainement un des pivots de la prévention et un adjuvant au traitement de bon nombre de maladies dont, bien entendu, les maladies cardiovasculaires et certains troubles dépressifs et/ou cognitifs (cf. *Oméga 3* du Dr Dominique Rueff, Genève, Jouvence, 2008). Il est important en cancérologie, particulièrement en cas de traitement par la radiothérapie. Ces analyses peuvent être réalisées soit sur le plasma sanguin, soit sur la paroi des globules rouges. Vous trouverez l'adresse des différents laboratoires qui les réalisent en fin d'ouvrage. Personnellement, nous pensons que ces analyses alourdissent souvent inutilement le prix global du bilan. De fait, un interrogatoire nutritionnel simple et gratuit permet de se rendre compte si les apports en acides gras sont équilibrés et, dans presque tous les cas, les conseils nutritionnels que nous donnons les équilibrent rapidement. Il n'en reste pas moins que, dans certaines situations délicates, nous demandons ces bilans, mais très souvent en seconde intention.

La liste de tous ces bilans et analyses ainsi que des laboratoires n'est, bien entendu, pas exhaustive.

À propos du remboursement par la Sécurité sociale de ces bilans et analyses

Deux situations se présentent.

- Soit il s'agit **de bilans spécifiques hors nomenclature, donc non remboursables**. Dans ce cas, le patient informé par le praticien prescripteur et le laboratoire doit être averti du coût des analyses et n'attendre aucune prise en charge.
- Soit il s'agit **d'analyses potentiellement remboursables**, puisque conformes à la nomenclature de l'assurance maladie. C'est le cas, par exemple, de la DHEA, du cortisol, des hormones thyroïdiennes sous certaines conditions... **Dans ce cas, le patient doit bien comprendre que ces analyses ne sont remboursées par l'assurance maladie que si elles sont prescrites dans un but diagnostique, pour rechercher ou confirmer une maladie.**

C'est au praticien honnête de décider si l'analyse prescrite rentre ou non dans ce cadre. Dans la négative, il doit faire figurer sur l'ordonnance la mention « hors nomenclature », comme il peut être conduit à le faire avec certains médicaments et surtout à en expliquer les raisons à son patient (et parfois à son laboratoire !). Personnellement, nous pensons qu'il s'agit là d'un problème d'honnêteté et d'éthique. L'assurance maladie a pour stricte vocation de prendre en charge une maladie et ses conséquences, mais elle n'est pas censée contribuer au financement de nos choix personnels en matière d'optimisation de la longévité. En l'état actuel de la législation (qui, on peut le souhaiter, évoluera), elle ne doit intervenir que dans le cadre du diagnostic et du traitement de maladies avérées... Pour faire une comparaison simple, si vous décidez de payer plus cher un aliment de culture biologique, c'est votre choix personnel : vous le financez.

Certaines personnes ont des assurances ou des mutuelles privées qui prennent en charge ce type d'analyses et/ou de bilans. Dans ce cas, il n'y a bien entendu aucun problème.

La femme du XXIe siècle : la ménopause sans symptômes ni risques ?

En théorie, il ne peut exister de supplémentations hormonales à risque zéro. En médecine, les connaissances et donc les recommandations changent et évoluent sans cesse : il ne peut y avoir de vérité acquise définitivement.

Dans les années 1980, en fonction des connaissances du moment, tous les médecins invitaient les femmes ménopausées à suivre une supplémentation hormonale. Puis en 2002 ont paru les premiers articles alarmistes à propos des risques de ce traitement. Depuis, d'autres études se sont montrées rassurantes et d'autres recherches tentent de mieux préciser les avantages et les risques de telles stratégics. Dominique Rueff a largement traité ce problème dans *Hormones végétales naturelles aujourd'hui*[19] et vous pouvez vous y reporter si vous désirez approfondir vos connaissances sur cette « saga du THM » qui n'a pas fini de faire couler de l'encre.

Nous voudrions ici plutôt vous faire part de notre expérience pratique :

- Nous avons toujours privilégié les hormones naturelles ou bio-identiques.
- Nous avons toujours, préalablement à toute supplémentation, proposé un dosage de toutes les hormones de l'organisme car le métabolisme des ovaires est, bien entendu, en relation avec celui des surrénales, de la thyroïde, de l'hypophyse… et il ne nous semble pas logique d'envisager une supplémentation isolée des hormones ovariennes.
- Nous avons toujours, préalablement à toute supplémentation, proposé un bilan général de risques (tel que nous l'avons déjà décrit) ainsi que des frottis vaginaux, des mammographies, des échographies, que nous renouvelons d'ailleurs annuellement.
- En cas de doute, nous essayons d'avoir une seconde opinion et, s'ils sont indiqués, un examen de la poitrine via un IRM, une échographie des ovaires et un examen approfondi effectué par un gynécologue.
- Si besoin est, nous proposons des examens particuliers afin de tenter d'évaluer le plus précisément possible le risque. Il s'agit d'une part d'examens urinaires réalisés par le Laboratoire Philippe Auguste à Paris : le profil des métabolites des œstrogènes qui permet de mieux connaître l'équilibre œstrogénique de la femme et ses risques vis-à-vis du cancer, ainsi que certains marqueurs particuliers de risque cancéreux que ce laboratoire

[19] Éd. déjà citée, p. 22-44.

dose également dans les urines (polyamines et nucléosides modifiés). Bien entendu, l'évaluation du mode de vie (alimentation, stress, tabac, alcool, antécédents personnels et familiaux...) est également capitale pour apprécier le risque.

Il est aujourd'hui possible de déterminer des profils génétiques à risque que l'on nomme *polymorphismes génétiques des enzymes de détoxication*. Ce type d'analyses sur l'ADN permet de connaître la réaction spécifique d'une personne à la supplémentation et ses capacités de métabolisation des hormones proposées. Ce sont des examens encore peu connus, mais assez coûteux que réalisent certains laboratoires dont nous donnons les adresses en fin d'ouvrage.

Au prix de toutes ces précautions et d'un suivi régulier, nous n'avons quasiment jamais vu de femmes dont on pouvait faire la preuve qu'une supplémentation hormonale avait pu lui être nuisible. En fait, il nous semble qu'une femme correctement évaluée, supplémentée à doses physiologiques en fonction de ses besoins, des dosages réalisés et d'un suivi régulier présente moins de risque qu'une femme non supplémentée et non surveillée. Il faut bien savoir que certaines d'entre elles développent des cancers, parfois à des âges avancés, sans jamais avoir pris d'hormones, car tous les autres facteurs que nous avons ci-dessus énumérés peuvent les y conduire.

Seule cette approche globale permet de sécuriser la patiente et le prescripteur et de préciser au mieux ce que l'on nomme en médecine la balance bénéfices/risques. Il nous semble donc de notre devoir d'inviter les éventuelles candidates à la supplémentation à « investir » dans les examens nécessaires en fonction de leur cas spécifique et, malheureusement, en fonction de leurs moyens financiers puisque beaucoup d'examens resteront à leur charge.

À côté de cette « balance », on trouvera des choix personnels qu'il n'est nullement question de critiquer. Notre devoir est seulement d'essayer d'informer en fonction des paramètres spécifiques de la personne et des connaissances scientifiques du moment. Chacun peut choisir de vivre végétarien ou sans supplémentation nutritionnelle ou hormonale et cela n'a plus rien à voir avec la science. **Mais il nous a toujours semblé, et c'est notre avis personnel, qu'une supplémentation commencée au début de la ménopause, c'est un point capital, et répondant aux critères précédemment définis, présentait plus d'avantages que de risques.** Un très grand nombre de patientes et de prescripteurs s'en sont d'ailleurs aperçu quand les traitements furent brutalement stoppés suite à la polémique sur le THM au début des années 2000.

Existe-t-il des alternatives plus « naturelles » ? On l'a pensé au début de la mise sur le marché, à la fin des années 1990, des phytomodulateurs végétaux (yam, soja, trèfle rouge...) mais, en réalité, il ne s'agit pas vraiment d'alternatives, mais d'adjuvants permettant de diminuer les doses efficaces des supplémentations en hormones bio-identiques, donc d'augmenter encore la sécurité. Nous préciserons le rôle et la place des phytomodulateurs au chapitre suivant.

Prévention et supplémentations adjuvantes de l'ostéoporose

L'ostéoporose a de lourdes conséquences socio-économiques en France où l'on recense chaque année 70 000 tassements vertébraux, 35 000 fractures du poignet, 55 000 fractures de l'extrémité supérieure du fémur.

Qu'est-ce que l'ostéoporose ? C'est l'une des complications majeures de la ménopause et, plus généralement, du vieillissement. On note une diminution progressive et généralisée de la masse osseuse par augmentation de la résorption. L'ostéoporose est beaucoup moins fréquente chez les hommes que chez les femmes, dont un grand nombre sont menacées très tôt après la ménopause.

Ses causes sont multiples : sensibilité héréditaire à la sécrétion endogène d'hormone parathyroïdienne, malabsorption intestinale du calcium, ménopause précoce naturelle ou chirurgicale, sédentarité, alcoolo-tabagisme, corticothérapie, thérapeutiques au long cours, maigreur « naturelle » ou aggravée par des régimes carencés, des traitements ou l'anorexie…

Son risque majeur consiste en des **fractures vertébrales par tassements**, souvent spontanées au niveau de la huitième dorsale. Les personnes plus âgées ont des **fractures du col du fémur**. Plus précocement, de nombreuses **douleurs osseuses** comme des dorsalgies ou des lombalgies peuvent être en relation avec une ostéoporose débutante. Elles sont d'ailleurs souvent confondues avec des douleurs d'arthrose banale, avec lesquelles elles peuvent ne pas coexister.

La prévention de l'ostéoporose comprend tout d'abord l'identification des sujets à risque (hérédité, habitudes alimentaires) et la prescription d'exercices physiques car il est démontré que ces derniers sont bénéfiques à tout âge pour la prévention de l'ostéoporose et la mise en œuvre le plus précocement possible de mesures diététiques et de supplémentations nutritionnelles.

C'est entre le début de la puberté et la fin de l'adolescence, c'est-à-dire en moins de dix ans, que la masse osseuse connaît sa croissance la plus rapide et que le squelette acquiert la moitié de son capital. Selon le Dr Paul Sachet, directeur du Centre de recherche et d'information nutritionnelles (CERIN) : *« Il s'agit d'un rendez-vous en grande partie irrévocable. »*

Plus tard, il semblerait que le maintien, tout au long de l'existence, d'un apport calcique minimal évalué à 1 g par jour soit un des meilleurs moyens, non plus d'acquérir des os, mais de prévenir leur déminéralisation. Cet apport doit d'ailleurs être augmenté au cours de certaines circonstances de la vie : croissance, grossesse, surmenage, récupération post-infectieuse ou chirurgicale.

Les diététiciens recommandent donc une alimentation comprenant un apport régulier de produits laitiers : beurre, fromages, laitages, yaourts… Lorsque certaines pathologies ou certains régimes imposent des restrictions quant à ces produits (qui, malheureusement, apportent aussi des graisses en excès), on consommera des amandes, plus généralement, des légumes secs et du soja, des eaux minérales (Vittel, Hépar…) et, mieux encore, on envisagera une supplémentation nutritionnelle précoce.

C'est le rôle d'une véritable prévention et d'une optimisation nutritionnelle que de proposer à chacun, **en fonction de son mode de vie, d'alimentation et son individualité génétique et biologique**, un programme efficace de prévention permettant de retarder ou d'atténuer la maladie et d'éviter le recours aux traitements médicamenteux qui ne sont pas toujours sans inconvénients.

Les bases scientifiques d'une supplémentation nutritionnelle préventive de cette maladie s'inspirent de travaux récents sur la biochimie de l'os menés aux États-Unis par Melvin Glimcher, au Boston Hospital, qui confirment qu'une supplémentation devrait toujours être multifactorielle et équilibrée. Par ses travaux sur la structuration biochimique de l'os et notamment sur le métabolisme minéral des protéoglycanes, Melvin Glimcher confirme que des minéraux comme le zinc, le silicium, le cuivre et le manganèse sont d'une importance capitale, mais, malheureusement, encore méconnue d'un grand nombre de médecins.

La supplémentation nutritionnelle préventive et adjuvante introduit donc systématiquement :

- **La vitamine C** sous forme de **complexes d'action prolongée avec des bioflavonoïdes** à 1000 ou 1 500 mg au milieu du petit-déjeuner et du dîner. Avec le **silicium**, ils stimulent la formation du **collagène.** Dans certains cas, on peut remplacer ces formes dites « à action prolongée » par des boissons (Volvic, Roucous, Hépar) dans lesquelles on aura dissous de l'acide ascorbique ou, mieux, des **ascorbates de calcium combinés avec des sels de magnésium et des flavonoïdes naturels.**
- **Le calcium** sous forme d'ascorbate (vitamine C), de minéraux chélatés (calcium chélaté) ou d'autres sels optimisant son absorption. Le calcium représente 99 % de la masse osseuse et il est capital que, de l'enfance jusqu'à la ménopause, la ration quotidienne ne soit pas inférieure à 1 000 mg. Celle-ci devrait être augmentée à 1 500 mg en cas d'existence d'autres facteurs à risque comme la sédentarité, le tabagisme, l'excès de consommation d'alcool ou la maigreur. L'efficacité du calcium dépend également de son absorption intestinale. **Un cinquième seulement du calcium ingéré dans les aliments est absorbé.** La consommation de fibres en excès (phytates) et la trop grande consommation de graisses retardent son absorption. Un pH intestinal acide la favorise…
- **La vitamine D** à la dose minimale de 800 UI (ou 20 µg) par jour de vitamine D3 (vitamine naturelle, de préférence), ralentit la vitesse du renouvellement osseux et semble accroître la densité osseuse.
- **Le silicium** augmente également l'absorption du calcium[20]. Une alimentation équilibrée riche en fibres provenant de céréales complètes non raffinées et de légumes correctement cultivés apporte en principe des quantités suffisantes de silicium. Les fibres ajoutées ou la prêle sont parfois nécessaires en

---

[20] Pr E. M. Carlisle, École de la santé publique de l'Université de Los Angeles.

compléments. Les décoctions et extraits de prêle sont recommandés ainsi que le silicium colloïdal (Dissolvurol®, 120 gouttes par jour) ou le Biosil® (acide orthosilicique), 10 à 20 gouttes par jour. Certains préfèrent le silicium organique du type G5, plus coûteux et plus difficile à se procurer sur le net.

- **Le bore** est un élément trace que l'on trouve dans les légumes, les fruits, les noix et les céréales. Une étude conduite par le département américain de l'Agriculture a démontré qu'une supplémentation pendant une semaine, à raison de 3 mg par jour, chez des femmes post-ménopausées, diminuait sensiblement les pertes en calcium et en phosphore. Le bore augmente également les taux sanguins d'œstradiol et de testostérone.
- **La vitamine K** (vitamine K1 ou phytoménadione et K2 ou ménatétrénone) que l'on trouve dans les choux, la choucroute, les choux rouges, les choux-fleurs, les brocolis, les épinards et les graines de soja, est bien connue comme facteur de coagulation. Son métabolisme peut être altéré par nombre de médicaments pris pendant de longues durées comme les anticoagulants, les antibiotiques et les anticonvulsivants. Or elle joue un rôle primordial dans la synthèse de la matrice osseuse par le biais d'une protéine bien connue : **l'ostéocalcine.** D'autres études ont démontré que la densité osseuse était corrélée aux apports en vitamine K et que l'administration de cette dernière à raison de 1 mg par jour chez des femmes post-ménopausées réduisait sensiblement l'élimination urinaire du calcium. La ménaquinone 7, forme très active et biodisponible de la vitamine K2, est disponible sous le nom MK 7 sur le site www.supersmart.com.
- **Le manganèse** joue également un rôle très important dans le métabolisme des os et des cartilages. Une alimentation riche en céréales complètes (particulièrement en flocons d'avoine), mais aussi en fruits (bananes), en légumineuses et légumes,

fournit des quantités notables de manganèse. On peut en prendre au réveil un jour sur deux une dose perlinguale en oligoéléments.

- **Des acides aminés soufrés** : L-cystéine et L-méthionine. Ces acides aminés apportent le soufre, capital pour la matrice osseuse par le biais de **l'acide chondroïtine sulfurique**, un de ses constituants ainsi que les cartilages et les tendons.
- **Les caroténoïdes**, de préférence d'origine naturelle car le bêta-carotène n'est probablement pas le seul ni le meilleur facteur protecteur. Les extraits d'algue dont la *Dunaliella algae*, la spiruline, la chlorella apportent l'ensemble des caroténoïdes dont le **lycopène** (voir le chapitre sur la prostate).
- **Des antioxydants** : d-alpha-tocophérol (**vitamine E naturelle**) et sélénium.
- **De l'acide folique à doses physiologiques** (vitamine B9) et parfois la **cobalamine** (vitamine B12) qui renforcent le métabolisme, luttent contre les anémies macrocytaires et les malabsorptions digestives qui sont fréquentes à l'âge de la ménopause et surtout de la post-ménopause.
- **Le zinc** et son cofacteur indispensable, le **chlorhydrate de pyridoxine** (vitamine B6), qui est cité comme élément indispensable par M. J. Glimcher dans ses travaux sur la biochimie de l'os.
- **Les phytomodulateurs hormonaux** et en particulier **le soja, le trèfle rouge et l'ipriflavone** peuvent avoir, en plus des hormones classiques, des activités bénéfiques. Reportez-vous au chapitre consacré à ces substances sans oublier qu'elles ne devraient être prises qu'après avis et surveillance médicale.

Associées à une diététique équilibrée, enrichie en céréales complètes, légumes verts, soja, poissons et levure de bière, ainsi qu'à un programme régulier d'exercices physiques, **des cures régulières de suppléments nutritionnels choisis** en fonction des besoins et des modes de vie de chacun engendrent une prévention efficace de l'ostéoporose.

Ces cures de trois à quatre mois peuvent être renouvelées une à deux fois par an, prolongées un peu plus en hiver, période où l'ensoleillement diminue, réduisant la synthèse endogène de la vitamine D.

Cette prévention nutritionnelle active ne doit pas, chez les sujets à risque, conduire à négliger les contrôles médicaux réguliers et notamment radiologiques, ou ostéodensitométriques (mesures de la densité minérale de l'os) ou biologiques. Vous trouverez dans les pharmacies, les magasins spécialisés et/ou certains sites Internet des préparations ou des « spécialités » qui associent ces divers éléments et sont toujours, à terme, préférables à la prise d'un élément isolé.

L'homme du XXIe siècle : en forme de la tête aux pieds !

La différence entre la ménopause et le Dala (déficit androgénique lié à l'âge, que l'on appelle aussi andropause) provient du fait que, chez l'homme, il n'y a pas d'arrêt brutal d'une fonction, comme c'est le cas pour les ovaires chez la femme. N'en déduisons pas pour autant que l'homme ne vieillit pas. Les testicules vieillissent et, en même temps, la sécrétion de testostérone diminue.

Selon le Dr Gilles Zamaria, « *la diminution progressive avec l'âge de la production de testostérone est parfaitement établie. Schématique-ment le taux de testostérone diminue de 1 % par an entre 40 et 80 ans. Cette diminution de la testostérone biodisponible s'accompagne d'une augmentation de la SBP (*Sex Binding Protein *ou TeBG), protéine qui transporte la testostérone totale. Cependant, il existe des variations interindividuelles importantes,* *de sorte que certains octogénaires ont des taux de testostérone plasmatique comparables à ceux d'hommes jeunes. »*

Bien entendu, chez l'homme, comme chez la femme, les autres glandes endocrines, l'hypophyse, les surrénales, la thyroïde ainsi que le thymus, voient avec l'âge leur fonctionnement s'altérer. Le Dala n'est pas encore considéré comme un problème de santé publique au même titre que la ménopause. Dans les faits, il est médicalement en train de le devenir si l'on se réfère au nombre de prescriptions ou de traitements des troubles prostatiques rencontrés.

La déficience hormonale masculine peut être très précoce et a d'autres conséquences qu'une simple déficience sexuelle car le maintien de taux hormonaux corrects a des conséquences cérébrales, cardiovasculaires, ostéo-articulaires. Permettez-nous d'insister car certains pensent encore que la testostérone ne sert qu'à la reproduction ou à l'érection. C'est archifaux : notre corps entier a besoin de testostérone et il suffit de voir les conséquences physiques et psychologiques d'une castration anatomique ou médicamenteuse pour s'en rendre compte.

Par ailleurs, la dysfonction érectile est souvent en relation avec des troubles de la glycémie (prédiabète ou résistance à l'insuline) et avec d'autres déficiences hormonales (DHEA, prégnénolone, thyroïde...), d'où l'importance d'un bilan hormonal global avant d'envisager toute supplémentation en testostérone, quelle qu'en soit la forme.

Quels sont les signes du Dala ?

Le vieillissement masculin commence habituellement vers la quarantaine et se traduit par certaines modifications bien visibles, à condition d'y prêter attention :

- Modification de la silhouette : c'est le gros ventre avec un relâchement de la sangle abdominale et une tendance à prendre du poids.
- Baisse d'énergie physique, mentale et sexuelle, avec une moindre résistance à la fatigue ainsi qu'une augmentation du temps nécessaire à la récupération aussi bien après un effort physique qu'intellectuel ou sexuel. Ces troubles de l'érection que l'on appelle maintenant *dysfonction érectile* conduisent le plus souvent à consulter.
- Diminution de la volonté d'entreprendre quelque chose et de l'agressivité masculine spécifique, qui se traduit parfois par une hypersensibilité, une émotivité de type féminin pouvant conduire à la dépression, voire à la dépendance de stimulants (café, tabac, alcool, médicaments…).
- Perte de force et de volume musculaires.
- Apparition ou aggravation de troubles vasculaires et veineux (mais il faut tenir compte des prédispositions parentales).
- Apparition ou aggravation de la calvitie pour certains (il faut tenir compte du terrain familial).
- Évolution péjorative du bilan lipidique (athérosclérose) et du bilan glycémique (diabète de type II) en tenant compte également du mode de vie (tabac et alimentation) et des prédispositions génétiques.

Comme pour la femme, on doit rechercher des signes précoces de déficience hormonale : plus cette déficience est précoce et profonde plus les symptômes physiques psychiques et sexuels sont difficiles à traiter.

Suppléments nutritionnels conseillés pour le Dala

En pratique, comme pour la femme, un certain nombre de bilans biologiques sont conseillés :

- Un bilan hormonal global sans oublier la thyroïde, la DHEA et la prégnénolone. À ce propos, l'interrogatoire doit toujours rechercher une cause (parfois très ancienne et difficile à retrouver) d'insuffisance de sécrétion testiculaire, comme un traumatisme dans l'enfance, une infection urinaire ou génitale chronique ou latente ou une mauvaise descente testiculaire…
- Un bilan prostatique (toucher, échographie, PSA).
- Un bilan cardiolipidique et glucidique car la résistance à l'insuline est un facteur précoce de dysfonction érectile.
- Dans certains cas : des bilans de stress oxydatif, d'acides gras, des recherches de métaux toxiques (profils des porphyrines urinaires).

La prévention et la supplémentation nutritionnelles non hormonales font appel à certains nutriments déjà conseillés chez la femme. Rappelons-les :

- **Les vitamines antioxydantes** : de la vitamine C à raison de 1 à 3 g par jour, si possible sous forme retard et associée à des bioflavonoïdes.
- **La vitamine E, si besoin est,** en fonction des bilans de stress oxydatif ou des vitamines antioxydantes et, plus souvent encore, en fonction de ces mêmes bilans, le tocotriénol ou le gamma-tocophérol.
- **Les acides gras dits** ***oméga 3*** : les huiles de soja, de noix et de colza et les huiles de poisson que l'on retrouve dans les régimes crétois qui diminuent (étude multicentrique CHAOS) la fréquence des fibrillations cardiaques et des infarctus mortels.
- **Les carotènes et caroténoïdes** (lycopène) sous forme naturelle, 10 000 à 30 000 UI par jour : ils diminuent les risques de complications cardiovasculaires, y compris dans le cadre du diabète.
- **La coenzyme Q10** (ubiquinone), à raison de 30 à 200 mg par jour et les autres coenzymes Q aujourd'hui à notre disposition pour protéger le cœur, les vaisseaux sanguins et le système immunitaire du stress oxydatif.
- **Les vitamines A et D** seront éventuellement conseillées, selon les dosages biologiques, à doses raisonnables, sous prescription et surveillance médicales.
- **Les vitamines B** et, plus particulièrement, B1 et B6 en cas de risque cardiovasculaire, de fatigabilité et de tendance dépressive ; voire B5 (pantothénates) à forte dose et la vitamine B12 en injections de 1000 UI deux à trois fois par semaine (ou en comprimés perlinguaux) ou sous forme plus absorbable, la méthylcobalamine à raison de 1 à 3 mg sublinguaux par jour.
- **La vitamine B3** (niacine ou niacinamide) est conseillée aux États-Unis avec la vitamine B6 et un acide aminé particulier (l'histidine) aux hommes impuissants et aux femmes frigides pour augmenter les sensations de l'orgasme et la puissance sexuelle.

- **L'arginine** est un acide aminé précurseur de la formation dans l'organisme d'une substance (oxyde nitrique) essentielle à la vasodilatation sanguine et donc, dans certains cas, à l'érection. Prise à fortes doses en dehors des repas (plusieurs grammes) et plutôt le soir, elle stimule la sécrétion d'hormone de croissance (HGH). Elle aide à la détoxication hépatique, mais peut être contre-indiquée dans certaines pathologies de cet organe ainsi qu'en cas d'herpès.
- **Le calcium, le magnésium** de préférence sous forme d'aspartate, **le silicium et le zinc** qui jouent un rôle important sur les glandes endocrines, et plus particulièrement sur la fonction testiculaire.

De multiples substances végétales peuvent être proposées :

- Le classique **ginseng** n'est pas toujours la meilleure solution : beaucoup d'imitations encombrent le marché. Le vrai ginseng est cher et difficile à manipuler car il peut augmenter la nervosité et la tension artérielle.
- L'**extrait standardisé de ginkgo biloba** a des propriétés innombrables autant au plan immunitaire que circulatoire avec très peu d'effets secondaires en dehors de quelques sensations d'acidité gastrique qui disparaissent en réduisant les doses. Selon Jean Carper, auteur du best-seller américain *Stop Aging Now*, le ginkgo biloba est l'une des plus puissantes substances que l'on peut proposer contre le vieillissement. Il diminue la tension artérielle, augmente le bon cholestérol, améliore toutes les conséquences tissulaires d'une mauvaise circulation, y compris et surtout les impuissances à composante vasculaire. Il ne faut pas hésiter à le consommer à des doses supérieures à 300 mg par jour afin d'obtenir des effets.

- L'**extrait d'avoine** *(Avena sativa)* est bien connu des phytothérapeutes et médecins homéopathes. Il contient un alcaloïde, l'avénine, qui agit sur le système nerveux et augmente la sécrétion de testostérone. C'est donc un stimulant psychocérébral et sexuel avec des effets parfois de type antidépresseur.
- Le **damiana** *(Turnera diffusa)* est également un stimulant cérébral et sexuel.
- Le ***Tribulus terrestris*** est en début de sa carrière aux États-Unis.
- Le **jus de grenade ou pomegranate ou le Viagra®** ? Indépendamment de son activité sur la prostate que nous allons retrouver au chapitre suivant, des chercheurs californiens de UCLA viennent de démontrer, par une étude en double aveugle, qu'un simple verre quotidien de jus améliorait les troubles de l'érection (plus de 32 % après six semaines). Le Pr Harin Padma-Nathan conclut à l'efficacité de ce moyen naturel pour améliorer les troubles de l'érection. Les antioxydants contenus dans la grenade lutteraient contre l'action négative des radicaux libres au niveau des vaisseaux sanguins.
- Le ***Youth Tissue Extract*** : Cet extrait préparé à partir d'embryons d'œufs fermentés possède la propriété d'augmenter sensiblement la production de testostérone libre. Il fut l'objet d'importantes études cliniques, aussi en parlons-nous plus en détail dans le chapitre que nous consacrons aux nouvelles substances anti-âge.
- Bien d'autres substances sont et seront proposées. Certaines ne sont pas, à notre avis, recommandables à fortes doses et surtout sans surveillance médicale. Parmi celles-ci, le **ginseng** déjà cité et surtout la **yohimbine** que l'on trouve aussi bien dans les pharmacies que dans les sex-shops et qui risque de provoquer des états nauséeux, d'excitation et de perturbations tensionnelles.

- L'**exercice aérobic** est recommandé, à condition de pratiquer avec mesure et régularité (surtout après la quarantaine), s'il est répété au moins deux à trois fois par semaine et en faisant évoluer la fréquence cardiaque pendant au moins une vingtaine de minutes aux alentours des 130 à 140 pulsations par minute. Bien entendu, il ne faut pas reprendre brutalement un entraînement interrompu et surtout pratiquer un bilan cardiovasculaire chaque année après 40 ans (www.clubcardiosport.com).

Après réalisation d'un bilan biologique global, nous devons toujours être attentifs à l'optimisation de nos taux hormonaux de :

- DHEA.
- Prégnénolone.
- Hormone de croissance (HGH). Pour cette dernière nous utilisons préférentiellement les sécrétagogues ou les dilutions homéopathiques (voir le chapitre sur les hormones).

En réalité, l'ensemble du corps médical traditionnel en France est encore assez réticent à propos de cette supplémentation hormonale du Dala et ce, du fait d'arguments qui mériteraient, un plus ample débat :

- Elle est assimilée à un dopage (et de ce fait, elle doit être absolument évitée par tout sportif pratiquant la compétition).
- Elle fait craindre la survenue du cancer de la prostate.

En fait, aucun de ces arguments ne résiste à l'analyse. Reportez-vous au chapitre suivant consacré à la prostate ou au livre du

Dr Georges Debled[21]. Il suggérait déjà, il y a des années, que la fréquence de ce cancer est inversement proportionnelle aux statuts hormonaux préexistants.

La réflexion et les résultats cliniques permettent de moduler les arguments concernant le dopage. S'il faut se garder de supplémenter un sportif de compétition ou un culturiste désireux de « gonfler », il ne faut pas assimiler la supplémentation hormonale de la quarantaine à un dopage sportif. Son but n'est pas de fabriquer des athlètes, des Monsieur Muscle ou des champions de body-building, mais des hommes en bonne santé évitant le plus longtemps possible la déchéance physique, musculaire, mentale et sexuelle… **Il ne s'agit pas de « surplémenter », mais de supplémenter physiologiquement** et de ramener les taux circulants de testostérone à ceux que l'on peut attendre d'un adulte relativement jeune et en bonne santé.

[21] Dr Georges Debled, *Au-delà de cette limite votre ticket est toujours valable*, Paris, Albin Michel, 1992.

Un organe-clé de la longévité masculine : la prostate

Il faut bien distinguer l'affection bénigne que représente l'adénome de la prostate (on dit aujourd'hui hypertrophie bénigne de la prostate ou encore HBP) du cancer de la prostate. Il n'y a pas de relation entre les deux affections : une maladie bénigne de la prostate peut ou non se transformer, l'absence de maladie bénigne n'est pas une assurance contre le cancer !

Ces deux affections présentent des origines épidémiologiques très différentes. L'épidémiologie du cancer de la prostate suit en général celle de la maladie cancéreuse : il semblerait que ce cancer soit plus fréquent chez les gros mangeurs de viande, de graisses et d'aliments très cuits et que l'exposition à certains toxiques de l'environnement puisse jouer un rôle. Mais en fait on ne sait pas grand-chose et la prédisposition génétique est certainement en cause.

Le traitement médical traditionnel va de la chirurgie curatrice en cas de tumeurs intraglandulaires et non métastasées à la radiothérapie associée aux traitements hormonaux puis chimiothérapiques. Chaque cas est particulier et nécessite, en principe, un traitement en fonction de son âge, du grade et de l'extension de la tumeur au moment de son diagnostic.

N'oublions pas que Linus Pauling, le « Nobel fondateur » de la médecine orthomoléculaire, décédé à 92 ans, a vécu des années sans traitement spécifique de son cancer prostatique. En fait, il n'a fait en cela que suivre les directives thérapeutiques actuelles : quasiment pas de traitement après 80 ans, cette maladie évoluant très lentement.

L'hypertrophie bénigne de la prostate (HBP)

C'est une affection courante après 50 ans où commencent à se manifester les premiers symptômes :

- diminution du débit urinaire et de la puissance du jet, retard au déclenchement du jet ;
- douleurs ou brûlures à l'éjaculation ;
- envies fréquentes d'uriner tant le jour que la nuit. Les envies nocturnes finissant par altérer la qualité du sommeil ;
- envies inefficaces d'uriner (pollakiurie) : on urine souvent et avec difficulté des quantités d'urine de plus en plus réduites. Plus l'augmentation de la prostate devient importante, plus il faut « pousser » pour déclencher le jet, surtout lorsque l'on s'est retenu un long moment ;
- pertes d'urine après la miction, qui tachent le slip ;
- à terme, l'augmentation du volume de la prostate non traitée peut conduire à de véritables blocages avec l'impossibilité

d'uriner (dysurie). Cet état peut conduire à l'obligation de pratiquer d'urgence un sondage vésical.

Le diagnostic est confirmé par le médecin qui pratiquera un toucher rectal et, si besoin est, des explorations complémentaires (échographie, dosage des PSA). Le risque à terme est fonction de la rétention urinaire au niveau de la vessie et des conséquences qu'elle peut avoir tant sur les voies urinaires que sur le rein.

Le cancer de la prostate

En France, le cancer de la prostate est la deuxième cause de mortalité masculine par cancer. 10 % des hommes en développent un et 3 % de la population masculine en meurent.

Nous avons vu que le risque de dégénérescence cancéreuse n'est pas obligatoirement lié à celui de la tumeur bénigne de la prostate. Il est probable que beaucoup d'hommes sont porteurs de microtumeurs in situ, qui n'ont pas obligatoirement de conséquences graves. Il est cependant certain que plus l'espérance de vie augmente, plus ce type de risque doit être pris en compte.

Il existe des prédispositions familiales (génétiques) qui devraient encourager certains à envisager une éventuelle prévention nutritionnelle avant les autres. **Quels que soient le mode de vie et les options de chacun, il semble donc indispensable :**

- de dédramatiser et d'encourager le dépistage systématique de cette affection,
- de proposer à tout homme à partir de la cinquantaine un toucher rectal annuel et un dosage des PSA tous les trois à quatre ans, mêmc cn l'abscncc dc symptômcs,

- de faire un suivi régulier de ces données, dont l'évolution est toujours plus parlante qu'un examen et un chiffre isolés et parfois trop tardifs.

Prévention active et supplémentation nutritionnelle pour une prostate à moindre risque

Les mesures de prévention active pourraient être proposées le plus tôt possible. **La prostate étant, dans son développement, sous la dépendance de prostaglandines et de facteurs de croissance, l'équilibre nutritionnel en lipides, en acides gras et en graisses qui module leur expression et leur métabolisme est capital.** L'excès de graisses saturées (certaines viandes, charcuteries, produits laitiers et viennoiseries) est préjudiciable.

La prévention (ou la supplémentation nutritionnelle adjuvante du traitement) vise à moduler le métabolisme des prostaglandines avec des nutriments ayant cette fonction (acides gras oméga 3, par exemple). Si cette prévention nutritionnelle peut être commencée assez tôt dans la vie et poursuivie très longtemps, il nous paraît important de souligner qu'il est toujours bon de consulter régulièrement et éventuellement de se traiter dès les premiers symptômes, afin d'éviter le retentissement sur les voies urinaires et la chirurgie qui risque de devoir s'imposer si on laisse prendre trop d'ampleur aux phénomènes.

Nous proposons des supplémentations nutritionnelles susceptibles de présenter une alternative au « ne rien faire et attendre la maladie » ou se contenter d'un équilibre nutritionnel souvent illusoire si on se contente du seul aliment.

Les acides gras oméga 3

Une étude récente[22] a montré que les acides gras oméga 3 inhibaient la croissance du cancer de la prostate. Une étude réalisée sur trente ans par l'institut suédois Karolinska portant sur plus de 6 000 Suédois a révélé en 2001 une forte association entre la consommation de poisson et un plus faible risque de cette maladie.

Une nouvelle étude a considéré la relation existant entre certains acides gras essentiels et le risque de cancer de la prostate. L'équipe de chercheurs a suivi pendant quatorze ans une cohorte de 47 866 hommes âgés de 40 à 75 ans sans cancer au début de l'étude. Parmi les 2 965 cas de cancer de la prostate diagnostiqués au cours de l'étude, 448 étaient à un stade avancé.

Les résultats ont montré que la prise d'acide eicosapentaénoïque (EPA) et celle d'acide docosahexaénoïque étaient toutes deux associées à un plus faible risque de cancer avancé de la prostate. Cependant, l'acide alpha-linolénique (ALA), un acide oméga 3 que l'on trouve essentiellement dans les légumes à feuilles vertes et dans certaines huiles végétales, pourrait augmenter le risque de cancer avancé de la prostate, d'où la nécessité, dans ce cas précis, de faire réaliser par le laboratoire des profils d'acides gras.

Le zinc

Lors d'une étude menée en 1974[23], dix-neuf sujets porteurs d'une hypertrophie de la prostate prirent chaque jour pendant deux mois 150 mg de zinc. Quatorze d'entre eux présentaient un durcissement prostatique constaté cliniquement ou radiologiquement. En

[22] *American Journal of Clinical Nutrition*, July 2004, vol. 80, n° 1, 204-216.

[23] I. M. Bush et al., *Zinc and the prostate.* Presented at the annual meeting of the American Medical Association, Chicago, 1974,

deux cents jours, tous ceux qui n'avaient pas d'infection urinaire virent leurs symptômes amendés de 70 %. On peut proposer en pratique que ces doses soient progressivement réduites vers des seuils d'entretien de 10 à 20 mg par jour.

Antioxydants et prostate : lycopène, bêta-carotène... des espoirs déçus ?

Le lycopène est un pigment naturel que l'on trouve abondamment dans la tomate à qui il donne sa couleur rouge.

En 1995, le Dr Edward Giovannucci de la Harvard School of Public Health publia une étude épidémiologique montrant que les hommes qui mangeaient au moins dix fois par semaine des tomates ou des produits à base de tomate avaient 45 % moins de risque de développer un cancer de la prostate que ceux qui en consommaient moins.

Cependant, une nouvelle étude américaine très rigoureuse vient réduire fortement ces espoirs. L'étude a été conduite par l'Institut national du cancer des États-Unis et le Centre de recherches sur le cancer Fred Hutchinson (Seattle). Les chercheurs se sont intéressés au taux de lycopène dans le sang de 28 000 hommes âgés de 55 à 74 ans qui participaient à une large enquête de dépistage du cancer, l'étude PLCO (Prostate, Lung, Colorectal and Ovarian Cancer Screening Trial). Le lycopène fait partie d'une vaste famille de composés appelés caroténoïdes. Le plus connu de ces composés est le bêta-carotène, que l'on trouve notamment dans les carottes. Les caroténoïdes agissent comme des antioxydants. En fait, les auteurs de l'étude ont non seulement mesuré le niveau de lycopène et de bêta-carotène, mais aussi celui d'autres caroténoïdes. Ce niveau reflète les apports alimentaires non seulement de fruits et légumes renfermant ces composés – le lycopène pour la tomate, mais aussi la consommation de compléments alimentaires qui en contiennent. Les participants ont également répondu à un questionnaire sur leur régime alimentaire et leur mode de vie. Au cours du suivi, qui a duré huit ans, 1 320 cas de cancers de la prostate ont été diagnostiqués parmi ces volontaires. Le taux de lycopène sanguin des malades n'était pas différent de celui des personnes en bonne santé, ce qui exclut *a priori* un effet protecteur des tomates ou du lycopène présent dans les suppléments. Cependant, les hommes dont le niveau de bêta-carotène était le plus élevé avaient un risque de cancer agressif de la prostate plus grand.

Tous ces résultats confirment bien qu'une fois de plus, il ne s'agit pas de privilégier un nutriment censé être protecteur, mais une alimentation variée et diversifiée, riche en fruits et légumes pigmentés dont la tomate fait bien évidemment partie[24]. Pour déterminer si la consommation de lycopène et d'autres caroténoïdes avait une relation étiologique avec le cancer de la prostate, une étude de cas contrôlés a été conduite à Hangzhou, dans le sud-est de la Chine, entre 2001 et 2002. Il y avait 130 patients avec un adénocarcinome de la prostate confirmé histologiquement. Les questionnaires sur l'alimentation incluaient les fruits et les légumes. Les résultats ont montré que le risque de cancer de la prostate diminuait avec l'augmentation de la consommation de lycopène, d'alpha-carotène, de bêta-cryptoxanthine, de lutéine et de zéaxanthine. La consommation de tomates, de citrouilles, d'épinard, de pastèques et d'agrumes était également inversement reliée au risque de cancer de la prostate.

[24] Tout ceci est d'ailleurs confirmé par une autre étude publiée dans *International Journal of Cancer*, March 2005, 1 ; 113(6) : 1010-1014.

Jus de grenade, prostate, PSA et cancer

Selon une étude conduite pendant trois ans par le Dr Allan Pantuck, professeur associé d'urologie, et ses collaborateurs de l'université de Californie, boire du jus de grenade une fois par jour augmente de quatre fois environ la période pendant laquelle les taux de PSA restent stables chez les hommes traités pour un cancer de la prostate. L'étude a suivi cinquante hommes opérés ou irradiés qui, très rapidement, eurent une augmentation du taux de la PSA (un marqueur qui indique la présence de cancer). Les chercheurs ont mesuré le temps mis pour que le taux de PSA double. Cette mesure est importante parce que les patients dont le délai de doublement est faible sont plus susceptibles de décéder de leur cancer. Le taux moyen de doublement est d'environ quinze mois. Dans leur étude, les auteurs ont observé que les augmentations du temps nécessaire au doublement des taux sont passées de 15 à 54 mois soit environ quatre fois plus. L'étude a été publiée en juillet 2006 dans le *Clinical Cancer Research*, qui est le journal médical de l'association américaine de recherche sur le cancer.

Une autre étude a été menée en 2007 à l'université de Californie Los Angeles (UCLA) par l'équipe du Dr Navindra Seeram. Celle-ci est parvenue à démontrer, chez des souris nourries avec des extraits de grenade, que certains tannins appelés *ellagitannins* se retrouvaient concentrés dans la prostate. En greffant des cellules tumorales sur des souris, les chercheurs ont également mis en évidence que ces tannins avaient la capacité d'inhiber la croissance des cellules cancéreuses. « *La prédilection des ellagitannins à se concentrer dans le tissu prostatique et les données cliniques prouvent le potentiel anticancer du jus de grenade* », se réjouit Navindra Seeram.

On pensait depuis longtemps que la grenade, très riche en antioxydants, pouvait diminuer le risque de maladies cardiaques, d'arthrose et de cancer. Mais jusqu'à présent, on mettait cet effet protecteur sur le compte d'un autre type d'antioxydant que l'ellagitannin : le punicalagine. La grenade est par ailleurs très riche en vitamine C et en acide folique.

Actuellement, la grenade est disponible sous forme de jus en magasins spécialisés ou sur de nombreux sites Internet et en extraits standardisés (Pomegranate extract) sur les sites www.nutritionconcept.com et www.supersmart. com.

Prostate et modulation hormonale (phytomodulateurs)

Le rapport entre la prostate et l'équilibre hormonal est ambigu et complexe :

- D'une part, il semble bien que les affections prostatiques surviennent plus volontiers chez les sujets **ayant présenté ou présentant des taux circulants de testostérone plus faibles que la moyenne et parfois des taux d'œstrogènes plus élevés.** On en conclut donc que l'évaluation précoce de ces taux dès la quarantaine peut être recommandée et conduire à la supplémentation hormonale, soit nutritionnelle (vitamines, zinc, acides gras), soit par **apport de substances végétales naturelles augmentant la sécrétion de testostérone comme les extraits de yam, de ginseng ou de *Tribulus terrestris.***
- D'autre part, une fois la maladie en voie de constitution, ce n'est plus la testostérone qui est en cause, mais la **dihydrotestostérone**, transformée dans la prostate au moyen d'une enzyme, la 5-alpha-réductase. Ce phénomène est bien démontré par l'activité des thérapeutiques soit médicamenteuses, soit phytothérapeutiques *(Saw palmetto, Sabal serrulata, Serenoa repens ou Pygeum africanum)* qui s'opposent au fonctionnement de cette enzyme.

Enfin, **dans le cadre du cancer diagnostiqué**, il est évident que la dépendance aux androgènes de ce type de tumeur explique l'efficacité des thérapeutiques dites *antihormonales* (que sont les antiandrogènes et les analogues de la LH-RH). Ces thérapeutiques diminuent la croissance tumorale soit en s'opposant à la pénétration intracellulaire des androgènes (antiandrogènes), soit en réalisant une véritable castration chimique (analogues de la LH-RH). Malheureusement, leur efficacité n'est que transitoire et s'accompagne d'effets secondaires importants (impuissance et asthénie entre autres).

En ce qui concerne l'inhibition de la transformation locale (dans la prostate) de testostérone en dihydrotestostérone nous disposons en France de spécialités médicales contenant certains extraits végétaux qui sont rapidement efficaces sur la congestion et le durcissement de la prostate, donc sur tous les symptômes qui lui sont liés : le *Pygeum africanum* et le *Serenoa repens*, le *Sabal serrulata* appelé aux États-Unis *Saw palmetto*.

Les phytothérapeutes obtiennent également des résultats positifs sur les symptômes avec le bourgeon *Sequoïa gigantea* sous forme de macérât glycériné à la dilution de 1 DH et à raison de 60 à 120 gouttes par jour, la racine d'ortie *(Urtica dioïca)*, l'épilobe à petites fleurs *(Epilobium parviflorum)* ou l'épilobe à feuilles étroites *(Epilobium angustifolia)*, cette belle plante de 1 à 2 m de haut à fleurs roses ou violettes qui colore nos alpages en juillet et en août, à raison de 30 à 80 gouttes par jour de teinture mère, et certains complexes homéopathiques spécialisés (*Sabal serrulata* composé).

En pratique, que faire ?

Compte tenu des perturbations précoces que provoquent les affections de la prostate ainsi que des risques de la dégénérescence cancéreuse de cet organe, **le dépistage précoce peut être proposé dès la quarantaine.** Ce dépistage doit être assuré cliniquement par le médecin traitant ou le spécialiste qui pratiqueront un toucher rectal afin d'examiner la prostate et le compléteront le cas échéant par des examens paracliniques (échographie) ou biologiques (dosage des PSA totaux et du rapport PSA total/PSA libre qui doit être le plus élevé possible).

Le terrain hormonal (testostérone totale et biodisponible) et nutritionnel (notamment les déficiences en antioxydants, zinc et en acides gras) doit être également évalué, car toutes les études en cours démontrent son importance dans la genèse même très précoce des affections prostatiques. Des supplémentations nutritionnelles et/ou hormonales seront envisagées sous surveillance médicale, mais nous avons vu que la première et la plus simple des préventions résidait dans l'alimentation.

Précurseurs hormonaux végétaux ou phytomodulateurs végétaux

Les précurseurs hormonaux végétaux, encore appelés (à tort !) *hormones naturelles*, peuvent vous aider à retrouver et à maintenir votre équilibre hormonal. Il est donc utile de les connaître afin que vous puissiez interroger votre thérapeute et/ou votre pharmacien sur leur utilité en ce qui vous concerne. Cette question a été explicitée dans deux ouvrages du Dr Rueff, si bien que nous n'en aborderons ici que l'essentiel :

- *Hormones végétales : mode d'emploi*,
- *Hormones végétales naturelles aujourd'hui*[25].

[25] Genève, Éd. Jouvence, respectivement en 2000 et 2005 (p. 50-80).

Les hormones végétales sont des « hormones like »

Si cette famille de substance que l'on nomme *hormones végétales* ne se transforme pas dans notre corps en hormones, elle a, dans certaines circonstances, la propriété de stimuler le fonctionnement de certaines de nos glandes endocrines qui vont, alors, augmenter leur production hormonale dans l'organisme. C'est ce que l'on observe avec les extraits de yam *(dioscorea)*, de soja et bien d'autres plantes parmi lesquelles la sauge est l'une des plus connues pour les hormones féminines, mais également avec le ginseng, le *Tribulus terrestris* et la Maca pour les hormones masculines.

Cette stimulation a bien entendu ses limites : elle est assez faible et diffère grandement d'un individu à l'autre. Ainsi, il est difficile d'en prévoir l'importance. Tout dépend des capacités de transformation (enzymatiques) spécifiques de la personne qui ingère l'hormone naturelle, de son âge, de son équilibre biologique, de sa nutrition, de son état de stress, etc. Ainsi, une simple tisane de sauge ou un comprimé quotidien de yam *(dioscorea)* va rétablir un cycle menstruel chez une personne, alors que la sauge sera inefficace ou qu'il faudra trois comprimés chez une autre…

Nous avons réalisé de nombreux dosages hormonaux chez des personnes ayant pris, depuis un certain temps, des hormones végétales. Certains dosages ne varient pas ou peu, d'autres témoignent de variations significatives, mais aléatoires. Cet effet aléatoire et imprévisible des hormones végétales peut être compris comme un avantage et un inconvénient.

Avantage : Il n'y a pas d'introduction de corps étranger dans l'organisme, qu'il s'agisse d'œstrogènes, de progestérone, de DHEA, de testostérone… Et on sait que beaucoup d'entre nous

ne veulent ou ne peuvent supporter les hormones fabriquées en laboratoires, même si leur formule chimique est quasiment la même que celles sécrétées par notre organisme.
Inconvénient : La modification n'est souvent ni mesurable ni prévisible ni unitaire : plusieurs métabolismes sont généralement impliqués et l'essentiel des modifications biologiques ne peut être mis en valeur.
Autre inconvénient : Si le système hormonal ne répond plus du fait d'un vieillissement trop important, d'un mode de vie particulier ou d'une maladie des glandes endocrines, il ne faut pas espérer un résultat significatif. Ainsi, la prise d'une hormone naturelle n'a aucune chance de vous aider à changer de sexe !

Il faut donc bien comprendre ce que signifient les termes : « *hormones like* ». Littéralement, ils veulent dire en anglais : « agir comme une hormone, sans être une hormone ». Les « hormones like » miment l'action des hormones. Cela rappelle une célèbre publicité pour une non moins célèbre boisson ! C'est cette activité dite « hormone like » qui a permis de découvrir le deuxième mécanisme d'activité des hormones végétales.

Les hormones végétales agissent, le plus souvent, comme des modulateurs périphériques du système hormonal : c'est en ce sens que l'on devrait les qualifier de *phytomodulateurs*.

En termes scientifiques, elles vont se fixer sur les récepteurs des cellules répondant à l'hormone. En effet, toutes les hormones agissent en périphérie sur des « cibles » multiples de notre organisme. Par exemple, si les œstrogènes agissent sur les cellules des ovaires ou de l'utérus, ils agissent également sur les cellules du système nerveux, les cellules des parois de nos vaisseaux sanguins ou celles qui fabriquent et répartissent la graisse dans le corps... Si la testostérone stimule les fonctions sexuelles, elle modifie également l'humeur et la forme psychologique ou physique en agissant sur le système nerveux ou en stimulant l'augmentation de la masse musculaire.

Si l'hormone représente la « clef », tous nos organes « sensibles » sont porteurs de cellules « serrure » que l'on nomme « récepteurs hormonaux ». Sans la présence de cette serrure, l'hormone, quels que soient ses taux circulants, restera strictement sans effet sur un organe ou une fonction organique.

Principales sources d'hormones végétales en supplémentation botanique

Le yam ou igname sauvage mexicain ou dioscorea

Cette « patate douce » parmi les 800 espèces connues fut à l'origine, après la Seconde Guerre mondiale, de la fabrication de la progestérone. Bien que le yam ne se transforme pas en progestérone ou en DHEA dans l'organisme et qu'il soit donc tout à fait inapproprié de l'appeler, comme le font, malheureusement les Américains *DHEA végétale*, il se comporte comme un modulateur de récepteurs cellulaires et souvent comme un stimulant endocrinien (glandes surrénales et sexuelles).

Le yam apporte à l'organisme de la diosgénine dont le déficit peut aggraver les symptômes de la ménopause. En cas de fortes perturbations au début de la ménopause, nous le conseillons en extraits standardisés à la dose de 500 à 1000 mg.

Il est habituel de dire que la femme japonaise ne connaît pas les bouffées de chaleur et que cette particularité est liée à sa consommation quotidienne de soja sous différentes formes. Il ne faut pas oublier que les Japonais consomment du soja, en général, pendant toute leur vie, ce qui n'est pas le cas des Occidentaux.

Cependant, une étude récente publiée dans le journal *Menopause* a démontré l'efficacité de la consommation, deux fois par jour, de 10 g de protéine de soja : ces femmes ont une diminution de leurs bouffées de chaleur, de leur tension artérielle et de leur mauvais cholestérol. Cette dose apporte 34 mg de phytoestrogènes, ce qui correspond à la moitié de la dose consommée journellement par les Japonaises.

Les isoflavones sont des phytoestrogènes ou, en d'autres termes, ils sont doués d'activités agonistes ou antagonistes des œstrogènes. La génistéine et la daidzéine sont les deux isoflavones de soja les plus étudiés. Par leur structure, les isoflavones ressemblent aux œstrogènes humains. Cependant leur activité œstrogénique est faible : de 100 à 1000 fois moins importante que celle de l'œstradiol. Ils peuvent toutefois être présents dans le plasma sanguin à des concentrations cent fois supérieures à celles de ce dernier.

De multiples études confirment leur activité de modulation œstrogénique : la génistéine, la daidzéine et la glycitéine sont les trois principales substances actives. Une première étude publiée en 1994[26] montre que la prise de 80 mg d'isoflavones (c'est le nom que l'on donne à ces substances) pendant deux mois peut rétablir une activité hormonale œstrogénique chez des femmes âgées en moyenne de 56 ans. Une consommation élevée d'isoflavones pourrait également prévenir certains cancers hormonodépendants

[26] *American Journal of Clinical Nutrition*, 1994, 60, 333-340.

comme le cancer du sein et celui de la prostate et diminuer les risques d'ostéoporose ainsi que les risques cardiovasculaires [27].

✦ Le soja, dans l'alimentation ou en supplémentation ?

Certaines études suggèrent de consommer du soja chaque jour afin de maintenir un niveau de 75 à 100 mg d'isoflavones dans l'organisme. Cela équivaut à deux ou trois portions par jour de farine, tempeh, tofu, boisson ou noix de soja. Les chercheurs citent le cas des Japonaises qui consomment en moyenne 200 mg d'isoflavones par jour et qui ne souffrent pratiquement pas de bouffées de chaleur pendant la préménopause.

Compte tenu de ce qui précède, il est difficile de recommander une consommation de quantités aussi importantes de soja dont on ne connaît pas encore bien les conséquences sur notre population occidentale. Il faut également prêter attention au fait qu'une forte proportion du soja utilisé sur le marché sous forme de poudre, de protéines végétales texturées et d'isolats de protéines n'est pas de culture biologique. Ces produits peuvent provenir d'organismes modifiés génétiquement (OGM). De plus, ils sont hautement chauffés, raffinés et transformés, ce qui rend les liaisons entre les molécules plus difficiles à défaire par le système digestif et nécessite une surproduction d'enzymes digestives aux dépens des enzymes métaboliques. Ensuite, le soja contient un inhibiteur de la trypsine (un acide aminé) que la cuisson ne détruit pas complètement.

Si vous voulez augmenter votre consommation alimentaire de soja, consommez-en certifié biologique sous formes fermentées : fèves rôties, farine, miso, tamari et tempeh et faites surveiller vos taux de calcium, fer et zinc. Les boissons au soja qu'on trouve dans le commerce risquent d'être chauffées à haute température : limitez votre consommation à deux verres maximum par jour. Dans

---

[27] Lire *Hormones végétales naturelles aujourd'hui,* éd. déjà citée, p. 65-68.

tous les cas, si vous prenez des extraits de soja avec d'autres hormones ou phytomodulateurs, si vous avez eu un cancer hormonodépendant ou des risques personnels vis-à-vis de ce type de cancer, demandez l'avis de votre médecin.

L'ipriflavone est un phytoestrogène dérivé de la daidzéine, l'une des trois isoflavones du soja, les deux autres étant la génistéine et la glycitéine. D'autres plantes, comme le trèfle rouge, renferment également de la daidzéine. Cette substance, présente en très petites quantités dans ces végétaux, est nettement plus concentrée dans l'ipriflavone.

Au début des années 1970, l'ipriflavone a d'abord été expérimentée sur des animaux. Les essais ayant démontré un effet sur le système osseux de moutons, de poulets et de rats, des études cliniques ont été suivies principalement en Hongrie, au Japon et en Italie. Dans ces trois pays ainsi qu'en Argentine, l'ipriflavone est prescrit pour le traitement de l'ostéoporose. De très nombreux essais cliniques, dont plusieurs d'une durée de deux ans effectués en Italie, ont regroupé environ 2 500 participants. Ils ont permis de conclure que l'ipriflavone peut prévenir l'ostéoporose chez les femmes ménopausées, notamment lorsqu'elle est conjuguée à 1 000 mg de calcium et à un apport mesuré en vitamine D.

✦ Interactions avec des médicaments

Théoriquement, ses effets pourraient s'additionner à ceux des immunosuppresseurs (cyclosporine et corticostéroïdes, par exemple). La prise simultanée d'ipriflavone et de théophylline, un bronchodilatateur, fait augmenter les taux sanguins de ce médicament. Certaines femmes ayant présenté des variations de certaines cellules sanguines (lymphocytes) en prenant au long cours de l'ipriflavone, on doit donc conseiller une surveillance médicale. Dans certains pays (Hongrie, Japon, Italie, Argentine), l'ipriflavone est présentée comme un médicament alors qu'aux États-Unis, elle est vendue librement comme complément alimentaire.

Actea racemosa *ou* Cimicifuga racemosa *ou* Black Cohosh *ou Herbe aux punaises*

Cette plante fait partie de la famille des renonculacées. On la nomme en français *Actée à grappes, Herbe aux punaises* et, en anglais, *Black Cohosh*.

C'est sans doute le traitement symptomatique phytothérapeutique qui a été le plus étudié. Il a été démontré que cet extrait se comporte dans le corps comme un œstrogène faible, L'œstriol est le plus sûr des œstrogènes : il protège de certains cancers que d'autres œstrogènes plus puissants (l'œstradiol et l'œstrone) semblent favoriser. En raison de son exceptionnelle sécurité d'emploi, l'extrait de *Cimifuga racemosa* est couramment utilisé aux États-Unis ainsi qu'en Allemagne, où il dispose de l'approbation de la commission E (en charge de la phytothérapie) du ministère de la Santé.

On le conseille, de préférence à la dose de 20 à 40 mg d'extraits standardisés deux fois par jour.

La réglisse

Originaire de l'Europe centrale, la réglisse pousse maintenant dans toute l'Europe et l'Asie. La racine est utilisée pour ses propriétés médicinales. Elle est 50 fois plus sucrée que le glucose et stimule la production d'hormones telles que l'hydrocortisone. Elle est donc très utile lorsque l'on constate des signes cliniques (fatigabilité, amaigrissement, émotivité, mauvaises réactions au stress...) ou des signes biologiques (baisse du cortisol matinal) qui permettent d'évoquer une insuffisance surrénale. Quelques gouttes de teinture mère de réglisse (Glycyrrhiza glabra TM 10 à 20 gouttes) une à deux fois dans la matinée permettent souvent d'éviter le recours à la supplémentation en hydrocortisone.

Un extrait de la racine de réglisse, l'acide glycyrrhétique, stimule la conversion naturelle de la testostérone en œstrogène. De plus, alors que les THM traditionnels ont parfois pour effet secondaire de favoriser les thromboses (formations anormales de caillots sanguins), cet extrait inhibe naturellement l'action de la thrombine et contribue ainsi à réduire le risque cardiovasculaire.

Pour ceux qui n'aiment pas le goût, il existe un extrait standardisé déglycyrrhiziné-DGL sur le site www.supersmart.com.

Le trèfle rouge

Il fait partie de la famille des légumineuses. C'est une plante vivace de 10 à 40 cm, qui fleurit de mai à septembre et que l'on trouve dans les prairies, les champs et sur les chemins. Elle est cultivée comme plante fourragère en Europe, en Asie et en Amérique du Nord.

C'est la seule plante à contenir les quatre isoflavones : biochanine, formonétine, génistéine et daidzéine. Des essais cliniques (en double aveugle) ont démontré son efficacité sur la réduction des symptômes liés à la ménopause et, en particulier, les bouffées de chaleur. La présence de génistéine peut faire penser que le trèfle rouge aurait un effet phytomodulateur semblable à celui du soja.

On le déconseille en cas de grossesse et allaitement. À cause de son activité « hormone like » œstrogénique, le trèfle rouge est également déconseillé en cas d'antécédents de cancers ayant manifesté une dépendance aux œstrogènes (sein, utérus).

Le trèfle rouge peut, chez certains sujets, diminuer la coagulation. Il faut donc le déconseiller en cas de risques de saignements ou de saignements chroniques et de prise médicamenteuse d'anticoagulants. Chez certaines personnes la prise orale de trèfle rouge peut déclencher des démangeaisons.

Chardon-Marie ou Carduus marianus (chardon argenté ou chardon de Notre-Dame)

Cette plante appelée en français *chardon-Marie* est aussi dénommée internationalement *Silybum marianum* et l'extrait, un flavonoïde, se nomme *silymarine.*

Son origine se situe en Europe du Sud et du Sud-Est. Elle s'est étendue à l'Europe continentale tempérée, mais aussi à l'Amérique du Nord et du Sud et encore à l'Australie. On la rencontre dans les jardins comme à l'état sauvage sur des terrains secs, des talus ou des landes désertiques.

C'est en augmentant le catabolisme (la destruction) des hormones au cours de leur passage transhépatique, que cette précieuse plante modifie les équilibres hormonaux. Son activité « progesterone like » est donc la conséquence directe de sa capacité à stimuler l'hépatocyte (cellule du foie) à transformer (métaboliser) les œstrogènes et surtout leurs excès. Elle est donc tout indiquée chez les personnes ne supportant pas ou n'ayant pas supporté (migraines, nausées, gonflement, prise de poids…) les thérapeutiques hormonales classiques (pilule ou THM).

Elle peut être utile pour supprimer ou diminuer d'intensité les maux de tête (céphalées ou migraines) qui surviennent ou augmentent d'intensité pendant la période précédant les règles. Dans la plupart des essais cliniques, on a utilisé un extrait standardisé contenant de 70 % à 80 % de silymarine. Les extraits de chardon-Marie ont fait l'objet de très nombreuses études cliniques, notamment la spécialité Legalon®, fabriquée par une société allemande.

« Hormones like » pour hommes, mais pourquoi pas utiles aux femmes ?

Contrairement aux idées reçues, la testostérone (et plus généralement les androgènes dont fait bien évidemment partie la DHEA) revêt une grande importance chez la femme. Chez celle-ci, la testostérone est produite par l'ovaire et les glandes surrénales avec des niveaux variables. La réduction de la production de la testostérone à la ménopause est souvent associée à une baisse globale de forme avec, plus spécifiquement, des altérations de la libido et de la faculté d'éprouver du plaisir.

Lors de la puberté, la surrénale produit des taux élevés de DHEA. Cette production baisse après 20 ans, tandis que la production ovarienne continue de la puberté jusqu'à la ménopause.

Face à une plainte globale concernant la sexualité, il faut bien interroger chaque femme à propos de son comportement érotique, ses demandes, ses fantasmes et ses habitudes (masturbation ou non) afin d'éliminer un problème sexuel lié au couple et aux partenaires. La supplémentation en œstrogènes peut augmenter la sensation vulvaire et le plaisir, mais généralement, elle n'améliore pas le désir (libido), ce que fera la supplémentation en androgènes (testostérone et/ou DHEA) ou bien les phytomodulateurs androgéniques.

Ces substances ont une grande importance pour la supplémentation des femmes en périménopause, car elles n'agissent pas seulement sur la libido, mais aussi sur la fatigue physique et psychique. Il est également probable que la supplémentation en androgènes, associée à la supplémentation en œstrogènes et en progestérone améliore les résultats à terme sur la prévention de l'ostéoporose.

La supplémentation en androgènes est toujours un peu délicate chez la femme car, si elle est un peu trop forte, on observera des signes de masculinisation qui, bien que totalement réversibles, sont mal ressentis. Ce sont ces signes que l'on a observés lorsque les femmes avaient pris trop de DHEA :

- une peau grasse avec une tendance acnéique,
- une petite pilosité (duvet) sur la face,
- une masculinisation de l'agressivité et de la voix…

En réalité, ce n'est pas, dans l'absolu, la dose de DHEA qui est trop élevée, mais seulement la balance œstrogènes/androgènes qui penche trop du côté des androgènes. On peut donc rectifier, selon les autres dosages et signes cliniques, soit en diminuant la supplémentation en androgènes ou en phytomodulateurs androgéniques, soit en augmentant (si possible) la supplémentation en œstrogènes ou en phytomodulateurs œstrogéniques.

Mais dans tous les cas, l'usage des phytomodulateurs androgéniques est plus facile à gérer que la supplémentation androgénique.

Le Tribulus terrestris

Cette plante originaire d'Europe de l'Est, des Indes et d'Afrique vient au secours des difficultés sexuelles rencontrées par de nombreux patients (et patientes) et permet souvent, dans un premier temps, de ne pas avoir recours à la testostérone.

Les derniers travaux la concernant ont montré que le *Tribulus* :

- accroît en toute sécurité les capacités sexuelles,
- représente un supplément nutritionnel non hormonal (non dopant) pour les sportifs,
- augmente le taux de testostérone d'environ 30 % sans effets secondaires,

- peut contribuer à accroître la masse et l'énergie musculaires,
- peut représenter une aide à la normalisation du cholestérol et de l'hypertension.

Le *Tribulus* est utilisé depuis des siècles pour les problèmes de libido, de stérilité et d'œdèmes. Les études cliniques ont été conduites à l'Institut de recherche pharmaceutique de Sofia en Bulgarie. Elles ont notamment montré une action sur la fonction sexuelle : la libido peut être stimulée chez l'homme, comme chez la femme.

Des extraits de *Tribulus* (750 mg par jour) donnés à 212 hommes dans une étude clinique ouverte ont augmenté la libido de 85 % des sujets après 30 jours de supplémentation et de 94 % d'entre eux après 60 jours. Dans une autre étude, un traitement par 750 mg de *Tribulus* pendant 60 jours augmentait de façon significative la mobilité des spermatozoïdes chez 38 hommes ayant une oligospermie idiopathique (faible quantité de spermatozoïdes).

Une autre étude a permis d'observer chez des hommes traités avec 750 mg de *Tribulus* pendant 60 jours ou 1 500 mg pendant 90 jours une amélioration significative de la motilité des spermatozoïdes après que des varicocèles (petites veines variqueuses sur le cordon spermatique) aient été enlevées chirurgicalement.

Une augmentation du volume d'éjaculation était constatée chez les sujets prenant les plus fortes doses. Des améliorations du volume d'éjaculation, du nombre et de la motilité des spermatozoïdes étaient également constatées après 60 jours de traitement avec 1 500 mg d'extrait de *Tribulus* chez des hommes ayant une atrophie des testicules et une oligospermie.

Cette plante est également préconisée dans le cadre d'une « nutrition sportive » :

- pour augmenter l'énergie et l'endurance musculaires,
- pour améliorer la récupération après l'effort,

• pour normaliser la tension artérielle, la perte en sodium et en eau.

Ces résultats ont conduit les athlètes américains à expérimenter le *Tribulus* ainsi qu'il a été reporté dans *Muscle et Fitness* (septembre 1996) et *Flex magazine.*

✦ Sécurité d'emploi

Aucun incident n'a été mis en évidence au cours des études cliniques humaines. La composition du *Tribulus* présente la particularité d'être un supplément nutritionnel non hormonal et de ce fait non dopant. On a noté chez l'homme et la femme un effet tonique, stimulant, aux doses de 750 mg par 24 heures, qui s'accompagne d'une réduction du mauvais cholestérol (LDL).

N'utilisez de préférence que des extraits standardisés dosés au minimum à 40 % de tribulosides et en gélules de 250 à 500 mg. Dans ce cas, une à trois gélules par jour vous permettront d'atteindre les résultats escomptés. La Prodozin™ contient de la protodioscine, une stéroïde saponine de type furostanol, le principe actif auquel le *Tribulus terrestris* doit sa réputation et son efficacité et qui nécessite des doses plus faibles (125 à 250 mg par jour). Vous la trouverez sur Internet.

La maca

De la famille des brassicacées (comme le cresson, la pomme de terre, la tomate et le tabac), la maca ou encore le maca-maca, le ginseng péruvien aussi appelé *Maino, Ayuk wilku* ainsi qu'*Ayak chichira*, pousse sur les hauts plateaux des Andes et ressemble à un plan de pomme de terre qui aurait perdu tout tonus (en anglais : « *flat potato plant* »).

La maca est aussi appelée *ginseng péruvien* en raison de la morphologie de sa racine, qui se rapproche considérablement de celle du ginseng sibérien, elle pousse sur les hauts plateaux des Andes entre 3000 et 5000 m d'altitude et résiste au froid et aux gelées.

Traditionnellement, la maca est utilisée pour des usages très variés :

- chez les hommes pour accroître la vitalité sexuelle et particulièrement la fertilité,
- chez les femmes pour agir lors de la ménopause, notamment sur les bouffées de chaleur et les syndromes prémenstruels. Il aurait aussi la possibilité d'améliorer l'aspect de la peau et le désir sexuel, elle diminuerait la sécheresse vaginale, favoriserait l'équilibre émotionnel et la résistance au stress.

De façon générale, la maca augmenterait l'énergie et la vigueur corporelle, corrigerait certaines anémies et renforcerait le système immunitaire. Ses propriétés antiasthéniques de type anabolisant naturel ont conduit des body-builders à l'utiliser avec succès (avec le *Tribulus*) comme alternative naturelle aux anabolisants stéroïdiens et autres hormones.

On peut la recommander, comme le ginseng, pour stimuler, chez l'homme comme chez la femme, la libido et lutter contre la stérilité où l'on sait que les déficiences nutritionnelles, notamment en zinc, en fer, en vitamine B12 et en acides aminés sont autant de facteurs aggravants.

La maca, en tant que supplément nutritionnel de bonne qualité pris à bonne dose dans un contexte de substitution hormonale réfléchie et mesurée peut stimuler rapidement la forme et la sexualité et trouver sa place en amont ou en synergie de molécules médicamenteuses parfois irremplaçables, mais présentant des risques et des effets secondaires.

La maca peut aussi contribuer à la régulation du cycle hormonal, ce qui permet de la proposer comme supplément nutritionnel lors de la périménopause, lorsque les cycles commencent à perdre leur régularité ou en fin de cycle pour améliorer ou diminuer le syndrome prémenstruel, avec des « progestéronomodulateurs » comme le chardon-Marie, l'achillée millefeuille ou l'onagre et, bien entendu, la progestérone naturelle.

Elle n'a aucun effet secondaire et on la conseille de préférence en extraits standardisés à raison de un à deux comprimés par jour.

Le damiana (Turnera diffusa)

Cet arbuste aromatique aux feuilles douces et à petites fleurs jaunes originaire du Golfe du Mexique était déjà considéré par les Mayas comme un aphrodisiaque, d'où son autre appellation : *Turnera aphrodisiaca.* C'est la feuille séchée qui est utilisée. Des chercheurs ont obtenu des résultats positifs lors d'un essai clinique en double aveugle mené auprès de 77 femmes ayant reçu soit un placebo, soit une préparation populaire (ArginMax®) renfermant de l'arginine, du damiana, du ginkgo biloba et du ginseng, ainsi que des vitamines et des minéraux. Après quatre semaines d'utilisation, 73,5 % des femmes ayant reçu ce produit ont noté une meilleure satisfaction de leur vie sexuelle, contre 37,2 % pour le groupe placebo.

Un essai non randomisé (sans placebo) a été conduit sur 21 hommes souffrant de dysfonction érectile légère, associant du damiana à du ginseng, du gingko biloba et de l'arginine. Au bout de quatre semaines, la préparation a amélioré le maintien de l'érection chez 88,9 % des sujets. Ceci ne permet cependant pas de conclure sur les effets du damiana pris seul.

Le damiana présente une action tonique, antiasthénique et antidépressive. Il est donc recommandé (comme l'avoine, *Avena sativa*) en cas d'épuisement cérébral et d'anxiété à la suite de périodes de stress intenses et répétés. Il stimule la sécrétion de la testostérone chez l'homme comme chez la femme et augmente leur libido.

Le ginseng (Panax ginseng)

Le ginseng fait partie de la famille des araliacées à laquelle appartiennent des plantes médicinales voisines comme *Panax japonica, Panax quinquefolius, Panax notoginseng*... et notre lierre grimpant européen.

Le ginseng est une plante dont il existe trois espèces principales :

- Le Panax ginseng pousse à l'état sauvage dans les régions humides de Chine du Nord, de Mandchourie et de Corée. Il est utilisé par les Chinois depuis 4 000 ans et considéré comme remède miracle. C'est toujours la plante médicinale la plus employée en Orient.
- La seconde forme de ginseng *(Eleutherococcus senticosus)* est appelée *ginseng sibérien.* Elle pousse en abondance en Sibérie, au Japon, mais aussi en Chine et en Corée. Cette forme-ci est souvent considérée comme moins active que la précédente.
- Enfin, il existe aussi un ginseng américain *(Panax quinquefolius).*

✦ Pourquoi l'utiliser comme stimulant ?

Le ginseng a un effet global sur la stimulation cérébrale et psychique, il augmente la résistance au stress psychique en agissant sur les neurotransmetteurs : la dopamine, la noradrénaline, la sérotonine et l'AMP cyclique dans le cortex, il réduit le taux de sérotonine dans le tronc céphalique.

On lui prête une activité tonifiante sur la libido et l'érection. Le ginseng est traditionnellement recommandé en cas de troubles de la sexualité. Des travaux récents montrent qu'il favorise, chez le lapin, la synthèse de monoxyde d'azote au niveau du corps érectile du pénis et la lubrification vaginale. D'autres études ont montré qu'une cure de ginseng augmentait la fréquence des saillies chez le rat.

Les propriétés du ginseng sont dues à une association de onze substances de la famille des saponines, les ginsénosides.

Une étude conduite auprès de 90 hommes recevant du ginseng coréen, un placebo ou un médicament (trazodone) a montré une amélioration de la fonction érectile chez 60 % de ceux qui prenaient du ginseng, contre 30 % dans le groupe placebo. Le médicament s'est révélé sans effet.

✦ Comment se le procurer ?

La qualité du produit est essentielle : les extraits de *Panax* doivent contenir au minimum 25 mg de ginsénoside (produit actif). Les extraits d'éleuthérocoque (ginseng sibérien) doivent contenir 1 % d'éleuthéroside E.

Le principe actif provient de la racine tubérisée (rhizome). La racine âgée contient plus de principes actifs.

✦ Associations conseillées

Éleuthérocoque (ou ginseng sibérien, rendu célèbre par Alexandre Soljenitsyne) et autres antiasthéniques, quinquina, kola…

Le schisandra

Le schisandra *(Schisandra chinensis)* est cultivé au nord-est de la Chine. C'est une plante grimpante et ligneuse à fleurs roses et à grappes de fruits rouges. Ses baies contiennent des lignanes (schizandrine, gomisine), des phytostérols, des huiles essentielles, des vitamines C et E.

Comme le ginseng, c'est un tonique adaptogène qui améliore la résistance au stress. Il présente des propriétés hépatoprotectrices qui l'on fait indiquer dans le traitement des hépatites. Il est très connu et utilisé en tant que stimulant sexuel aussi bien chez l'homme que chez la femme. Il augmente les sécrétions sexuelles et la libido, mais les propriétés stimulantes sexuelles n'ont été confirmées, pour l'instant, que sur des expérimentations animales (chevaux).

L'extrait d'avoine (Avena sativa)

Il agirait en libérant la testostérone qui, avec le vieillissement, se lie à différentes protéines perdant de ce fait sa fonctionnalité hormonale. Il augmente la libido (désir sexuel) tant chez l'homme que chez la femme. Chez le premier, il améliore la qualité des érections. Il est également défatigant, voire antidépresseur. Des recherches récentes étudient sa possibilité d'augmenter la performance musculaire chez le sportif. On le recommande à la dose de 300 mg par jour et on peut le trouver en gélules de 100 mg chacune.

L'avoine germée *(Avena germinata)* contient des saponines, du mucilage, de l'acide silicique, des glucides, du phosphore, de la coumarine, des vitamines A, B1, B2, D, PP et du fer. Elle stimule la thyroïde, mais reste (comme l'avoine cultivée) plutôt sédative, antidiarrhéique et antidiabétique. Elle est souvent utilisée en teintures mères et donc, disponible, comme l'*Avena sativa*, auprès des laboratoires homéopathiques.

Les nutriments spécifiques pour la longévité

Vitamines et minéraux

Ainsi que nous avons cru bon de le préciser au début de cet ouvrage dans le chapitre sur la nutrition anti-âge, l'équilibre alimentaire, dans le cadre d'une restriction calorique et des apports optimisés en nutriments et micronutriments, constitue déjà une première barrière contre le vieillissement. La lutte contre le stress oxydatif par un apport mesuré en nutriments antioxydants (vitamines A, carotènes, vitamines C et E, zinc, sélénium...) constitue une seconde barrière.

Pourquoi faut-il un apport mesuré ? Parce que, comme on l'observe souvent en médecine et en biologie, le trop est l'ennemi du bien. **Prendre trop d'antioxydants ou n'importe lesquels, sans tenir compte des besoins précis de l'organisme, peut avoir des effets contraires à ceux que nous recherchons. Il a été démontré que de trop fortes doses d'antioxydants pouvaient avoir un effet « pro-oxydant ».** Par ailleurs, la présence d'une certaine quantité de radicaux libres est nécessaire à certains mécanismes de défense contre les infections ainsi que de régulation contre le cancer (apoptose).

Or les besoins de l'organisme se mesurent, car il existe aujourd'hui :

- **des bilans biologiques appréciant les équilibres en vitamines et en antioxydants,**
- **des mesures du stress oxydatif lui-même** (voir le chapitre consacré à cette question).

S'il est fortement probable que des apports optimisés et mesurés en nutriments tels que de la vitamine C, des flavonoïdes, du zinc ou du sélénium, jouent un grand rôle, nous traiterons ici des nutriments « spécifiques » à propos desquels la communauté scientifique est quasiment unanime.

Vitamine E, alpha-tocophérols, gamma-tocophérols et tocotriénols

La vitamine E naturelle et ses dérivés sont des **antioxydants lipophiles essentiels** et à ce titre, **parmi les plus importants protecteurs du vieillissement cérébral.**

La tendance nutritionnelle actuelle qui consiste à privilégier l'apport alimentaire en acides gras polyinsaturés (huiles de tournesol, de noix et de soja) conduit à augmenter substantiellement les doses quotidiennes recommandées. Ces considérations justifient d'avoir recours à un dosage biologique des vitamines antioxydantes pour estimer les différents besoins en vitamine E et dérivés et décider puis suivre une éventuelle supplémentation.

La vitamine E naturelle et ses dérivés (gamma-tocophérols et tocotriénols) peuvent à l'heure actuelle être recommandée à la fois pour :

- accroître la fraction HDL (bon cholestérol) ;
- diminuer l'oxydation des fractions LDL (mauvais cholestérol).

L'incidence de l'apport efficace en vitamine E semble jouer, indépendamment des autres facteurs intervenant, sur l'athérosclérose quelle que soit sa nature. Attention : ne prenez pas de fortes doses de vitamine E sans en prévenir votre médecin car (et plus encore avec les oméga 3), vous pouvez, en interférant avec certains médicaments, augmenter un risque hémorragique potentiel.

✦ Vitamine E et acides gras oméga 3 : un duo de choc !

Nous venons de voir qu'une supplémentation en vitamine E à doses supranutritionnelles (200 à 400 UI par jour) avait tendance à prévenir les accidents coronariens. On a récemment découvert l'intérêt complémentaire et synergique des acides gras oméga 3.

Les acides gras polyinsaturés oméga 3 (EPA, DHA)

Les acides gras polyinsaturés (AGPI) de la famille des oméga 3 : **acide linolénique (huiles de colza et de soja) et EPA et DHA (huiles de poisson)**, semblent protéger rapidement de l'infarctus, même s'ils ne réduisent pas la cholestérolémie : ils agissent sur la thrombogenèse[28] et/ou la fibrillation ventriculaire.

Une étude menée par S. Renaud chez 600 coronariens comparant le régime « prudent », classique (riche en acide linoléique : huile de tournesol, maïs), au **régime crétois**, riche en huile d'olive (acide oléique) et de colza (acide linolénique), montre au bout de 27 mois une réduction de 73 % des infarctus non mortels. De plus, il n'y a eu aucune mort subite dans le groupe « crétois ». D'autres essais ont montré, chez l'animal, que seul l'acide linolénique diminue l'agrégabilité plaquettaire. Selon Mc Lenna (Australie), parmi les huiles de table, seule l'huile de colza agit sur la fibrillation ventriculaire responsable de la moitié des décès cardiaques.

Les AGPI des huiles de poisson (EPA et DHA) font baisser le taux de triglycérides et augmentent le cholestérol HDL. Une étude de prévention secondaire[29] montre qu'une consommation de poisson, même modérée, est associée à une réduction rapide de 30 % de la mortalité par infarctus du myocarde (IM), le nombre d'IM non mortels n'étant pas diminué. Cette consommation (d'autres données vont dans ce sens) semble surtout associée à **une réduction des arythmies et des arrêts cardiaques**.

Il apparaît donc qu'actuellement, le meilleur conseil de prévention en matière de supplémentation nutritionnelle vis-à-vis du vieillissement, mais également des maladies cardiovasculaires, psychiatriques (n'oublions jamais que le cerveau est composé de 70 % de graisses) et les cancers, soit d'associer :

- **la vitamine E**, aux doses journalières de 200 à 400 UI par jour,
- **les acides gras oméga 3**, provenant des huiles de colza (ou de noix), des poissons des mers froides et des huiles de poisson.

[28] Formation de caillot sanguin pendant le processus de la coagulation.

[29] Menée par Burr en Angleterre.

On peut recommander une consommation bihebdomadaire de 200 g de poissons gras (maquereaux, sardines, saumon, flétan) et, selon les besoins, une supplémentation quotidienne de une à deux capsules d'huiles de poisson qui pourra être augmentée en cas d'hypertriglycéridémie.

La supplémentation en oméga 3 devrait être un geste primordial pour l'optimisation de la santé et de la longévité. On trouve aujourd'hui, sur le marché, des suppléments nutritionnels oméga 3 destinés spécifiquement aux enfants et aux adolescents afin d'améliorer leur comportement tant physique qu'intellectuel ainsi que leurs capacités de mémorisation. Cette orientation rejoint celle du Dr David Servan-Schreiber dans son ouvrage *Guérir*[30].

Chez l'adulte présentant une hypertension artérielle essentielle, la supplémentation devrait faire une plus large part au DHA : prévoir 700 à 1 000 mg par jour.

La coenzyme Q10, de l'ubiquinol à l'ubiquinone

C'est à juste titre un produit phare de l'optimisation de la longévité, bien qu'il ait été isolé en 1957.

La coenzyme Q10 se comporte comme un très puissant antioxydant du noyau cellulaire, aussi bien dans la pathologie cardiovasculaire (régularisation de l'hypertension) que dans les phénomènes immunitaires et les syndromes liés au vieillissement.

- elle protège les mitochondries (organites du noyau cellulaire) et la membrane du noyau,

[30] Paris, Robert Laffont, 2003.

- elle aide à la récupération cardiaque après un accident vasculaire, plus spécifiquement encore en cas d'une prescription associant de statines,
- elle protège les neurones cérébraux (antioxydant) et améliore la transmission de l'influx nerveux,
- elle est un adjuvant puissant dans le traitement des affections parodontales (gencives),
- elle protège contre les phénomènes oxydatifs liés au mauvais cholestérol (LDL).

Toutefois, afin de profiter pleinement de son activité, il convient de l'absorber en milieu lipidique (capsule molle huileuse, au cours d'un repas contenant des graisses) et de s'abstenir dans le même temps de consommer des fibres qui vont réduire son taux d'absorption.

Les doses utiles vont de 100 à 400 mg par jour.

Il est très important de signaler que, depuis une année environ, une forme nouvelle de coenzyme Q10 est disponible sur le marché. Il s'agit d'une molécule réduite nommée **Ubiquinone H2** ; c'est une substance plus réactive et plus stable. Elle permet une meilleure concentration utile et un temps de circulation plus élevé à des doses cinq à huit fois plus faibles qu'avec la classique Q10. De ce fait, son coût final s'avère plus intéressant et, sans pour autant « ranger au placard » son aînée, nous la privilégions de préférence chez la personne âgée présentant des troubles tensionnels et cardiovasculaires.

Le ginkgo biloba, le ginseng et la schisandra, l'avoine *Avena sativa*, le *Damiana aphrodisiaca* et d'autres plantes aux propriétés tonifiantes anti-âge

Nous en avons parlé au chapitre précédent ou en parlerons plus loin en ce qui concerne le vieillissement cérébral.

Elles augmentent naturellement les taux circulants de testostérone. C'est à ce titre qu'elles peuvent figurer dans un « listing » anti-âge. Elles ne sont toutefois pas dépourvues d'effets secondaires (excitation ou augmentation tensionnelle...) et doivent donc être utilisées avec prudence.

De récents travaux ont mis en évidence les effets bénéfiques de substances comme :

- le *Rhodiola rosea*, un tonique sexuel qui augmente la résistance au stress,
- l'*Ajuga turkestanica* et le *Rhaponticum carthamoides extract* (recherches ukrainiennes) ainsi que la myricétine, qui sont des flavonoïdes aux propriétés antibactérienne, antivirales, anticancer.

Il est intéressant de préciser que tous ces produits participent à l'équilibre hormonal en particulier lors de dysfonctions thyroïdiennes et d'épuisement surrénalien.

Les substances maîtresses d'un programme de longévité

Nous ne nous étendrons pas sur deux champignons asiatiques aux vertus indiscutables, mais dont l'utilisation doit être confiée au praticien expérimenté eu égard à certaines de leurs propriétés ayant trait à leur action immunitaire qui sort du cadre de cet ouvrage.

Il s'agit essentiellement du ***Maitake mushroom*** en *Gold extract liquide* et du **cordyceps.**

La corne de cerf ou *Deer Velvet Antler*

Cela fait plus de 2000 ans que la corne de cerf est considérée comme l'un des plus importants facteurs de longévité par la médecine traditionnelle asiatique. Il s'agit du bois de cerf masculin recueilli dans la phase de croissance rapide sans qu'il y ait traumatisme de l'animal et encore moins abattage de ce dernier. Le bois de cerf se reconstitue en effet très rapidement et ce, grâce à un certain nombre de facteurs de croissance qui vont être utilisés précisément pour leurs qualités nutritionnelles.

La composition en est complexe car renfermant un grand nombre d'acides aminés (plus de la moitié de la substance), des enzymes, des minéraux, des vitamines, des graisses, des hormones mâles et femelles ainsi que le fameux facteur de croissance IGF1.

Le cartilage qui l'entoure apporte également de la glucosamine, des chondrocytes, des chondroblastes, du sulfate de chondroïtine et des prostaglandines. De cette richesse découlent les applications et la renommée du produit :

- il est un stimulant immunitaire,
- il agit comme un anti-inflammatoire,
- il améliore les performances sportives,
- il sert de tonique sexuel,
- il aide à récupérer des traumatismes articulaires,
- il protège de l'ostéoporose.

Attention : seul le ***Velvet Antler*** **natif et produit en Nouvelle-Zélande** présente les critères pharmaceutiques requis indispensables. Il se présente sous forme de gélules de 500 mg. Prévoir, si besoin est, deux à trois gélules par jour en usage prolongé.

Des antioxydants neurotropes anti-âge : l'acide lipoïque et/ou R-alpha-lipoïque (Ala)

C'est un extraordinaire antioxydant qui est à fois hydro- et liposoluble. De ce fait, il peut atteindre n'importe quelle partie de nos cellules et capter les radicaux libres, une des causes essentielles de notre vieillissement. L'Ala franchit la barrière méningée et cérébrale afin d'atteindre ses cibles. La supplémentation en Ala accroît la production de glutathion qui intervient dans la détoxication de l'organisme. Ceci peut d'ailleurs lui conférer un rôle dans un certain nombre de pathologies cérébrales comme la maladie de Parkinson, d'Alzheimer ou toute autre forme de démence et troubles cognitifs…

Ce faisant, il aide à la régénération des autres antioxydants (la vitamine C en particulier). Son action ne s'arrête pas là, car il contribue à diminuer le taux de glucose (sucre) circulant dans le sang en cas de diabète ou de risque de diabète et il fournit une aide supplémentaire chez les patients présentant un HIV positif

Une étude menée à Berkeley (États-Unis) a mis en évidence une inhibition de croissance de cellules cancéreuses mises au contact de l'Ala car ce dernier :

- joue un rôle important dans la récupération post-infarctus,
- est un préventif puissant de la cataracte et du glaucome (associé à la carnosine, voir ci-dessous),
- contribue à la formation de l'énergie mitochondriale (ATP) dans l'organisme.

Comme pour la coenzyme Q10, il existe une forme plus active qui a reçu le nom d'acide R-alpha-lipoïque. Elle assure une meilleure assimilation à moindre dose, avec une efficacité supérieure et de moindre coût, c'est sans conteste la forme que nous recommandons.

La carnosine

À l'origine, son prix de revient était dissuasif. Le produit résulte de la combinaison de deux acides aminés : la bêta-alanine et l'histidine que l'on trouve essentiellement dans les muscles et le cerveau. Il s'agit ici d'un **antiglycant majeur**, qui s'oppose à la dégradation des protéines par les radicaux libres et les sucres (glycosilation), entraînant de nombreux phénomènes pathologiques et d'accélération du vieillissement comme :

- la perte d'élasticité de la peau et l'apparition des rides,
- la dégénérescence maculaire (DMLA) pouvant entraîner la cécité (voir plus loin le chapitre sur le vieillissement visuel),
- la constitution de plaques amyloïdes, caractéristiques de la maladie d'Alzheimer,
- l'oxydation des lipides sanguins,
- les méfaits de l'alcool…

La carnosine peut donc être conseillée pour :

- prévenir la cataracte, voire la guérison (!) et prévenir la dégénérescence maculaire,
- protéger les neurones cérébraux en cas de diabète, d'exposition aux toxiques ou à l'alcool par une action sur la peroxydation lipidique des cellules nerveuses et l'activation d'un enzyme antioxydant : la Superoxyde dismutase (SOD),
- prolonger la longévité des cellules sénescentes, en particulier les fibroblastes cutanés,

- s'opposer au vieillissement tissulaire en développant des liaisons croisées dans le collagène cutané et osseux.

On a observé sur des souris un prolongement de la durée de plus 20 % avec un abaissement significatif de la concentration de substances toxiques : MDA et MAO-B, signe du rajeunissement en dopamine.

Seules ombres au tableau de cette étonnante substance :

- un prix de revient relativement élevé, mais qui, dans certains cas, en vaut la peine,
- la nécessité de recourir à des doses fortes environ 500 mg une à deux fois par jour afin de s'opposer à sa destruction par l'enzyme carnosinase, qui inhibe son assimilation avec des doses trop faibles qu'il convient de saturer.

Le placenta de mouton

Ce produit aux exceptionnelles qualités anti-âge n'était jusqu'à ce jour disponible que sous la forme d'injections coûteuses réservées à des cliniques helvétiques de renom. C'était oublier la Nouvelle-Zélande et son cheptel de moutons !

Le produit est fabriqué à partir de placenta frais et pur de moutons spécialement sélectionnés dans cette perspective, sans qu'il n'y ait de traumatisme pour l'animal.

Le prélèvement confié à l'organisme vétérinaire officiel gouvernemental est effectué au maximum de deux fois au cours de la vie de l'animal. Le processus pharmaceutique conduit à obtenir l'équivalent de 12 g d'extrait standardisé de placenta frais par gélule (Codex néo-zélandais).

Le placenta obtenu est une source importante de facteurs de croissance IGF1 et IGF2 ainsi que de cytokines bioactives. Les protéines placentaires vont promouvoir la croissance de nouvelles cellules qui contribueront à réguler la sécrétion hormonale tout en renforçant le système immunitaire. D'autres constituants, identiques à ceux de la corne de cerf, participent à la régénération des tissus organiques.

Le placenta de mouton trouve ses principales indications lors :

- d'une cure de bien-être général : deux cures de trois mois avec un intervalle d'un mois d'arrêt,
- d'une recherche d'augmentation de la vitalité,
- d'une recherche de revitalisation cutanée,
- de la nécessité de stimuler l'immunité,
- de la nécessité de ralentir le vieillissement.

Le *Youth Tissue Extract*

Substance découverte par le Professeur de physiologie animale Bjodne Eskeland à Trondheim (Norvège), elle possède des propriétés biologiques de grande importance. Elle est obtenue à partir d'œufs incubés et fertilisés sans aucun apport exogène. Ce traitement conduit à l'obtention de fractions protéiques spécifiques qui ont la propriété d'accroître la production naturelle de testostérone. D'où les actions reconnues du produit tant *in vivo* qu'*in vitro* :

- augmentation du désir et de la vitalité sexuelle,
- augmentation de l'énergie et de l'endurance à l'effort,
- augmentation de la densité osseuse,
- régularisation de l'humeur avec dissipation des phénomènes anxieux et de la dépression.

Toutes ces actions doivent être attribuées à l'augmentation du taux de testostérone circulant (expériences conduites par le Professeur Tornblom en Suède ainsi qu'à Denver dans le Colorado). Aucun effet négatif n'a été constaté, y compris à des doses très élevées ; il s'agit là d'une substance à effet proprement physiologique dans l'approche du vieillissement.

Classiquement une cure de trois mois est recommandée à raison de 2 capsules de 400 mg, matin et soir les quinze premiers jours, puis 1 capsule matin et soir les deux mois suivants.

Le resvératrol

Cf. le chapitre ci-dessous sur l'optimisation de la longévité cardiovasculaire.

Optimisation du vieillissement cérébral et prévention des maladies qui lui sont liées

Nous avons tous appris que le cerveau vieillissait inexorablement en perdant ses cellules (neurones) qui ne se renouvelaient pas. S'il y a incontestablement une part de vérité dans cette affirmation, il faut cependant prendre garde qu'elle n'induise pas une sorte de perception fataliste et irréversible du vieillissement cérébral.

Des examens anatomopathologiques (sur des cadavres) ont montré que le cerveau pouvait fonctionner parfaitement bien avec un nombre très réduit de neurones. Ce n'est donc pas seulement le nombre de cellules qui compte, mais la qualité du tissu intercellulaire, la qualité des communications entre les cellules (dendrites et neurotransmetteurs) et la qualité de la vascularisation du cerveau.

C'est ainsi que l'on peut affirmer que **le cerveau ne vieillit pas de façon indépendante de la totalité de l'organisme** et qu'à côté de ses particularités cellulaires, le vieillissement cérébral est étroitement dépendant :

- de l'état nutritionnel de l'organisme qui influence la qualité des tissus et des membranes cellulaires. N'oublions effectivement jamais que le cerveau est constitué à 70 % de lipides et que la qualité et les rapports entre les fractions lipidiques conditionnent son fonctionnement ;
- de l'état d'entraînement du cerveau (et les programmes d'entraînement ne manquent pas !) ;
- de l'état de résistance et de réaction du cerveau lui-même, au stress oxydatif et aux radicaux libres ;
- de l'état de vascularisation et d'oxygénation : n'oublions pas non plus que le cerveau est l'organe qui consomme le plus d'oxygène et que beaucoup de phénomènes de vieillissement cérébral (parfois confondus avec des maladies plus graves comme les maladies de Parkinson ou d'Alzheimer) sont en fait des maladies de la vascularisation-oxygénation du cerveau, c'est-à-dire des maladies des vaisseaux (contenu et contenant).

L'équilibre nutritionnel, la nutrition anti-âge, dont nous avons tracé les grandes lignes au début de cet ouvrage, représentent donc une première et précoce condition de meilleur vieillissement cérébral. On ajoute immédiatement que l'équilibre et la qualité des apports lipidiques et le respect des rapports entre les différentes fractions lipidiques sont essentiels. Sans rentrer dans des considérations biochimiques complexes, on peut affirmer qu'il est aisé d'atteindre et de maintenir cet équilibre :

- en réduisant la part des graisses animales (viandes grasses, fromages, viennoiseries) ;
- en consommant régulièrement de l'huile d'olive et de colza (apports d'acides oléiques et linoléniques) ;
- en consommant au moins deux fois par semaine des poissons gras (morue, maquereau, saumon).

En dehors de ces précautions et préventions « basiques », un certain nombre de nutriments spécifiques peuvent être ajoutés à la ration alimentaire et nutritionnelle.

De même que l'exercice régulier est indispensable pour optimiser la santé du cœur, pour ralentir globalement le vieillissement corporel, il l'est aussi pour le cerveau. Les livres et programmes de toutes sortes sur Internet et cédérom ne manquent pas et si vous nous permettez un petit conseil (de grand-mère), astreignez-vous au moins vingt minutes par jour à additionner les numéros des plaques minéralogiques de voitures… ça vous permettra de « tenir la route » !

Mais n'exercez pas que votre cerveau pour le protéger ! Dans son best-seller *Guérir*, David Servan-Schreiber emploie l'expression : « Prozac ou Adidas », insistant sur le fait que l'exercice régulier est également un très bon remède contre l'anxiété et la dépression. En conclusion, courez ou marchez vite au moins une demi-heure par jour, tout en additionnant les chiffres des plaques minéralogiques ou en faisant du calcul mental…

✦ Une fois tous ces « fondamentaux » réalisés, quelles sont les investigations à prévoir ?

Au plan biologique, il faut s'assurer des bilans lipidiques et glucidiques, car ni les graisses ni le sucre ne sont bons pour nos neurones. **Les bilans de stress oxydatif ou de vitamines antioxydantes sont**

absolument nécessaires et s'il y a bien une indication primordiale d'un bilan d'acides gras, ce serait ici, car notre expérience a largement démontré que la qualité de notre fonctionnement cognitif (mémoire, apprentissage, compréhension, élocution...) était grandement dépendant de la qualité de notre ration lipidique et en particulier des équilibres entre les acides gras. **Le bilan de stress oxydatif dit *Orac Assay* ou *Caro*** peut être capital afin de mieux connaître le statut en polyphénols et l'éventuelle nécessité d'une supplémentation. **Les bilans hormonaux globaux sont incontournables** en particulier les statuts des hormones sexuelles, primordiales pour un bon fonctionnement cérébral, des hormones thyroïdiennes, surrénaliennes, de la DHEA (un rapport élevé cortisol/DHEA étant un signe de stress chronique) et de la prégnénolone pour la mémoire et l'humeur.

Au plan clinique et paraclinique, le contrôle de la tension artérielle est très important car le cerveau n'aime pas l'hypertension ; l'équilibre hormonal l'est bien entendu et en particulier celui de la thyroïde. On sait bien que les hypothyroïdiens ne brillent pas par leur vivacité d'esprit. Reportez-vous au chapitre sur la question. Il ne faut pas hésiter au moindre doute sur le bon fonctionnement de la mémoire à demander des « tests mémoire » en consultations spécialisées ou dans des centres spécialisées comme le Centre d'évaluation gérontologique : tests mémoire, tomosygmographie[31] cérébrale ultrasonore... (Voir les adresses à la fin du livre).

[31] Cartographie électrique des zones cérébrales réalisée au Centre médical européen santé et longévité.

Les stratégies de supplémentation pour l'optimisation de la longévité cérébrale

Les antioxydants

Vitamines C et E, coenzyme Q10, ginkgo biloba, glutathion et N-acétylcystéine, acide lipoïque, pycnogénol, polyphénols, resvératrol et sélénium.
En fonction de résultats des bilans de stress oxydatif, des apports en vitamines antioxydantes peuvent être proposés dès la quarantaine ou avant si on a dû affronter des situations ou des maladies génératrices de stress oxydatif. Nous conseillons :

- 1 à 3 g par jour de vitamine C en poudre diluée dans un litre d'eau, à boire fractionné dans la journée, ou 1 comprimé de 1 g à action prolongée (AP) matin et soir.
- 100 à 400 UI, suivant l'âge, de vitamine E, de préférence sous forme naturelle : d-alpha-tocophérols ou gamma-E-tocophérols, tocotriénols en fonction des déficiences constatées.

La **coenzyme Q10** exerce une action antioxydante sur les vaisseaux sanguins et, par voie de conséquence, sur le cerveau. Les analyses montrent de fréquentes déficiences et des apports quotidiens de 180 à 360 mg par jour peuvent considérablement relancer la vitalité du cerveau.

✦ Le ginkgo biloba

Si vous rencontrez un grand arbre âgé de plus de deux millions d'années dont les feuilles sont divisées en deux lobes et qu'il vous faut 50 kg de ces feuilles pour fabriquer 1 kg d'extrait standardisé : n'hésitez plus, c'est un ginkgo !

✦ Des propriétés innombrables au-delà des veines et des vaisseaux !

En Europe, le ginkgo est en général présenté comme un veinotonique et plus encore comme un **stimulant de la circulation**, qu'elle soit veineuse (jambes lourdes), artérielle ou capillaire.

L'extrait de ginkgo exerce une activité vasodilatatrice sur les artérioles et vasoconstrictrice sur les veines. Il s'oppose au spasme artériel, diminue la perméabilité capillaire, réduit l'agrégation plaquettaire, les risques thrombotiques microcirculatoires et renforce la tonicité vasculaire. Il a un effet antiœdémateux, protégeant aussi bien le vaisseau que le cerveau ou la rétine. Il intervient dans la régulation du métabolisme des prostaglandines et de certains neurotransmetteurs.

C'est **un puissant antioxydant, plus puissant que la vitamine** E, dans le cadre de la restauration de l'intégrité des membranes cellulaires. Il est proposé dans le cadre des troubles circulatoires et leurs conséquences locales ou cellulaires : douleurs veineuses, vertiges, fourmillements, acouphènes, troubles artériels (artérites), baisse de l'acuité auditive ou visuelle, déficit de l'intellect, de l'attention ou de la mémoire.

✦ Un trésor anti-âge !

Selon Jean Carper, auteur du best-seller *Stop Aging Now !*[32], le ginkgo biloba est une des plus puissantes substances que l'on peut proposer contre de multiples conséquences du vieillissement. Il diminue la tension artérielle, augmente le bon cholestérol (HDL),

---

[32] Pennsylvania (États-Unis), Harpercollins, 1995.

améliore les impuissances à composante vasculaire, ralentit même l'évolution de la maladie d'Alzheimer.

✦ À quelle dose ?

Une dose journalière de 120 mg est suffisante pour observer les premiers effets positifs. Chez les personnes âgées déficitaires au plan cérébral, on peut doubler ou tripler cette dose pour améliorer la mémoire.

✦ Y a-t-il des risques et des effets secondaires ?

C'est une substance sans danger qui n'a jamais provoqué d'importants effets secondaires. On note, pour des doses supérieures à 120 mg, quelques troubles gastriques et maux de tête qui disparaissent en diminuant les doses. Il est bien entendu recommandé de l'associer aux acides aminés lipotropes (choline), aux autres protecteurs (phosphatidylcholine et phosphatidylsérine), à la vitamine E et aux acides gras oméga 3.

Maladie d'Alzheimer : les bénéfices du ginkgo

L'extrait de *ginkgo biloba* EGb 761 est l'un des extraits de plantes les plus utilisés en Europe chez les sujets âgés présentant des désordres cognitifs. Lee Bars et ses collaborateurs du New York Institute of Medical Research ont mené sur un an un essai multicentrique, randomisé en double aveugle contre placebo, dans le but d'évaluer l'efficacité et la tolérance de l'EGb dans la maladie d'Alzheimer et la démence vasculaire. 309 patients ont ainsi été tirés au sort pour recevoir soit 120 mg par jour d'Egb 761, soit un placebo. L'évaluation à 12, 26 et 52 semaines utilisait les scores ADAS-Cog *(Alzheimer's Disease Assessment Scale, Cognitive Subscale)*, GERRI *(Geriatric Evaluation by Relaitive's Rating Instrument)* et CGIC

(Clinical Global Impression of Change). Les résultats ont montré que **l'Egb 761 était capable, sur une période de six mois à un an, de stabiliser, voire même dans certains cas d'améliorer selon des critères objectifs, les performances cognitives et le comportement social de patients atteints de démence vasculaire ou de type Alzheimer.**

Le ***ginkgo biloba*** est une des meilleures substances antioxydantes, oxygénantes et toniques au plan cérébral et circulatoire. Il devrait être proposé systématiquement dès la quarantaine en prévention, non seulement du vieillissement cérébral, mais également du vieillissement circulatoire et visuel. À doses efficaces et associé avec les acides aminés phénylalanine, tyrosine et glutamine, il peut avoir des effets surprenants sur le tonus cérébral. Dans les cas d'asthénies et/ou de dépressions, on doit l'associer **au ginseng, à la tyrosine, au millepertuis au magnésium et à la taurine** (voir ci-dessus) **: il devient alors un antistress naturel majeur**. Les médecins français connaissent certains médicaments (sans danger) qui, en augmentant le passage de l'oxygène vasculaire vers la cellule cérébrale, peuvent augmenter les effets de ces nutriments ou phytonutriments sur la mémoire, la concentration, le tonus, l'éveil…

Peut-on prévenir l'accident vasculaire cérébral (AVC) ?

Tous les conseils de base précédemment cités sont fondamentaux ainsi que le contrôle absolu de la tension artérielle. Les bilans biologiques (lipidiques, glucidiques, insuline, homocystéine, stress oxydatif et en particulier Orac Assay ou Caro vont nous orienter vers la correction de certains métabolismes et les supplémentations si nécessaire. Nous déplorons cependant que, dans le cadre de la recherche d'une prévention efficace, la quasi-totalité de ces analyses ne soient pas remboursables.

✦ Acide folique et risque d'AVC ?

En 2007, une méta-analyse (publiée dans *The Lancet*) de huit études portant sur la supplémentation en acide folique (vitamine B9) de sujets sains, pendant une durée de 36 mois, permet de conclure à une baisse de près de 20 % des AVC. Cet effet semble en outre plus important lorsqu'il s'accompagne d'une baisse de plus de 20 % de l'homocystéinémie. Attention cependant aux supplémentations « sauvages » en acide folique qui risquent de masquer un bilan déficitaire en vitamine B12 (importante pour la mémoire et le vieillissement cérébral) ! Pour notre part, ces supplémentations ne devraient être envisagées, même en prévention, qu'après un dosage des vitamines B9 et B12.

Les antioxydants aident à préserver la mémoire des personnes âgées

En 1999, des chercheurs ont examiné le rapport entre les niveaux d'antioxydants du plasma sanguin, dont les vitamines A, C et E, et la mémoire dans une population âgée multiethnique. Selon le Dr Anthony J. Perkins, rattaché à l'Indiana University Center for Aging Research (Indianapolis) et directeur du projet, le stress oxydatif est impliqué autant dans le processus de vieillissement que dans les changements pathologiques associés à la maladie d'Alzheimer.

On constate également grâce aux bilans du stress oxydatif des déficiences en **glutathion** et **N-acétylcystéine**. La **cystéine** et mieux encore la **N-acétylcystéine** rentrent (avec la glycine et l'acide glutamique) dans la composition d'un autre « protecteur majeur », le **glutathion**. Ce dernier est nécessaire à l'activité d'enzymes essentiels à notre autoprotection contre la pollution et l'agression radicalaire : ce sont les glutathion-transférases et les glutathion-peroxydases. Ce glutathion est un constituant essentiel des systèmes enzymatiques dépendant par ailleurs du sélénium et qui permettent d'optimiser la défense contre les excès de radicaux libres.

Lorsque la clinique et/ou les bilans biologiques révèlent une augmentation anormale du stress oxydatif, on peut proposer une supplémentation :

- en N-acétylcystéine, 1 sachet de 200 mg à diluer dans l'eau (avec la vitamine C) que l'on trouve très facilement en France dans des « spécialités » destinées à la fluidification des sécrétions bronchiques (3 à 5 sachets par jour) ;
- en L-glutathion réduit, disponible sous forme de gommes à mâcher dosées à 100 mg. On peut en proposer 1 à 2 par jour.

Acide lipoïque, R-lipoïque et vieillissement du système nerveux

Le vieillissement de notre système nerveux, qui conduit de la simple déficience de la mémoire ou de la concentration à des affections beaucoup plus graves comme les maladies de Parkinson ou d'Alzheimer, en partie lié à l'oxydation radicalaire, semble pouvoir être régulé par l'acide alpha-lipoïque. Des études menées sur des cultures de tissu montrent que cette substance contribue à la régénération des neurones. Une étude chez le rat[33] a montré que **la croissance des neurones était stimulée par la prise d'acide alpha-lipoïque.** D'autres études chez la souris montrent que cet acide **améliore la mémoire des événements récents qui s'altère avec l'âge.** Bien entendu, ces résultats doivent être confirmés chez l'homme.

Du fait de son absence totale de toxicité et d'effets secondaires, cette substance est déjà consommée en Allemagne et aux États-Unis

[33] S. Nagamatsu, E. Masaaki, M.D. et al., *Diabetes Care,* August 1995, 18 (8) : 1160-1167.

dans le but de prévenir le vieillissement du système nerveux et ses maladies de dégénérescence. En Allemagne, on le préconise dans le cadre des polyneuropathies (dégénérescences nerveuses) liées à l'évolution du diabète avec d'autres antioxydants comme les vitamines C et E, le glutathion et l'acide di-homo-gamma-linoléique (ADGL) que l'on trouve dans l'huile d'onagre.

L'acide alpha-lipoïque **facilite la transformation de la nourriture ingérée en sucre simple (glucose) et en acides gras, donc en énergie métabolique**. Des études suggèrent qu'il pourrait avoir une action directe sur le diabète lui-même, l'insulinorésistance, sur l'accumulation de corps cétoniques et d'acide lactique. Les doses actuellement préconisées sont d'environ 500 à 1 000 mg par jour et 100 à 300 mg par jour pour son dérivé plus actif, l'acide R-lipoïque.

Le pycnogénol

C'est un flavonoïde complexe (vitamine du groupe P) aux propriétés protectrices, vasculoprotectrices (à associer souvent dans ce cas avec le ginkgo biloba), antioxydantes, antiallergiques et anti-inflammatoires manifestes. Il agit en synergie avec la vitamine C à laquelle il est souvent associé dans des complexes. Comme l'acide lipoïque, il la protège de l'oxydation. Lorsque l'on constate un état inflammatoire ou en cas de traumatisme, on peut s'en servir comme d'un véritable anti-inflammatoire car il diminue l'œdème et la douleur. On en conseille alors une dose forte (10 mg par kilo de poids) et on réduit cette dose progressivement.

Le resvératrol et les polyphénols

Ils font partie des « nouveaux antioxydants » (cf. le chapitre sur le vieillissement cardiovasculaire).

Le sélénium

Que dire de nouveau sur le sélénium ? Ce métalloïde, jadis considéré comme un poison, a fait couler beaucoup d'encre. Il entre dans la composition des enzymes antioxydantes et présente des propriétés protectrices intrinsèques, notamment pour aider l'organisme à se débarrasser de certains poisons comme les métaux lourds (plomb, mercure, cadmium). Sa déficience, même dans notre pays, n'est pas rare. Nous préférons personnellement le conseiller sous forme de **sélénométhionine** à raison de 50 à 100 µg par jour.

L'optimisation hormonale : hormones sexuelles, thyroïdiennes, DHEA et prégnénolone

Elle sera mise en œuvre après interprétation des bilans biologiques : toutes les hormones sont importantes pour le cerveau, y compris les hormones sexuelles et thyroïdiennes. L'interprétation des résultats, l'indication et le suivi d'une éventuelle supplémentation doivent, bien entendu, faire partie d'une consultation spécialisée. En cas de vieillissement cérébral et de troubles importants de la mémoire et de la concentration, on conseille d'adjoindre de la **prégnénolone** à raison de 30 mg minimum par jour. On la conseille également (de préférence à la DHEA, en cas d'hypertrophie prostatique et/ou d'un risque de transformation cancéreuse au niveau de ce tissu).

Nous ne reviendrons pas sur l'hormone de croissance, ses possibilités, ses inconvénients et ses risques dont nous avons déjà largement traité. Nous préférons conseiller en cas de déficience avérée en HGH des acides aminés tels que **l'arginine, la lysine, la glycine ou l'ornithine** ou des formulations de type **sécrétagogues** qui représentent à notre avis une voie d'avenir.

Les acides aminés anti-âge et d'optimisation cérébrale : tyrosine, phénylalanine, glutamine et acide glutamique, taurine

✦ La L-tyrosine

La tyrosine est un précurseur de la mélanine, un pigment de la peau, et des hormones iodées thyroïdiennes. Le cuivre intervient dans le métabolisme de la tyrosine, permettant à cet acide aminé de jouer son rôle dans la pigmentation de la peau. Sous l'action de la tyrosinase, un enzyme dont le cuivre est un cofacteur, la tyrosine est convertie en mélanine par les mélanocytes.

La tyrosine est un stimulant de la sécrétion d'hormone de croissance par l'hypophyse. Dans le cerveau, elle est convertie en dopamine et en noradrénaline. La conversion de la tyrosine en L-dopa, puis en dopamine (qui stimule la sécrétion de la HGH), nécessite la présence des vitamines B6 et C.

La L-tyrosine contribue à augmenter le métabolisme de base (effet thermogénique) et à diminuer l'appétit. Elle est donc un facteur essentiel de la régulation du poids. Le mécanisme principal qui élève le métabolisme de base durant l'exercice est la sécrétion de noradrénaline par les glandes surrénales et par le cerveau. Ce neurotransmetteur augmente les dépenses caloriques et diminue la faim.

La L-tyrosine est contre-indiquée en cas d'hypertension artérielle. Des expériences animales ont montré que des suppléments de tyrosine pouvaient également augmenter la résistance au stress. En effet, le stress sollicite au niveau surrénalien la production d'adrénaline pour faire face à la situation. Il y a alors moins de dopamine produite, alors que ce neurotransmetteur est vital pour notre équilibre nerveux, émotionnel et musculaire (la maladie de Parkinson résulte d'une concentration insuffisante de dopamine dans le cerveau).

Le manganèse favorise la synthèse de la dopamine à partir de la tyrosine dans le cerveau. Des doses de 500 mg à 2 g par jour de tyrosine (en dehors des repas) se sont montrées efficaces dans le cadre de la supplémentation nutritionnelle de la dépression et des asthénies pseudo-dépressives de l'âge.

✦ La phénylalanine

La phénylalanine est un acide aminé qui peut diminuer l'appétit, améliorer la mémoire et la vigilance. Elle est le précurseur de la tyrosine. **La phénylalanine peut améliorer l'appétit sexuel** car, chez l'homme, la dopamine est antagoniste de la prolactine, hormone hypophysaire parfois responsable de cas d'impuissance.

La phénylalanine existe sous forme **lévogyre (L-phénylalanine)** et sous forme **dextrogyre (D-phénylalanine)**. Elle est également un précurseur de la phényléthylamine, un métabolite à effet stimulant sur l'humeur. On la trouve aussi dans le chocolat, qui lui doit donc ses effets antidépresseurs (voir plus loin).

Qu'elle soit utilisée pour contribuer au traitement des états dépressifs ou pour stimuler ses capacités cérébrales et réduire son appétit, la phénylalanine est toujours plus efficace lorsqu'elle est prise avec 50 à 100 mg de vitamine B1 (thiamine) et B6 (pyridoxine).

✦ La L-glutamine et l'acide L-glutamique

La L-glutamine a été le premier acide aminé utilisé spécifiquement dans le traitement de l'alcoolisme. C'est un **précurseur de l'acide gamma-aminobutyrique** (GABA, voir plus loin) dont la consommation d'alcool prive l'organisme.

Des doses de 1000 à 1500 mg par jour, en deux ou trois prises et en dehors des repas, contribuent à l'amélioration de la fatigue et de la dépression communément rencontrées chez les alcooliques, elles les aident à se sevrer.

La L-glutamine, en tant que précurseur du GABA, est considérée par certains comme un véritable « carburant du cerveau ». Elle est présente dans nombre de préparations à visée psychostimulante et aide à surmonter la fatigue et la dépression (500 mg trois fois par jour, en dehors des repas).

Elle contribue également, comme certains antidépresseurs, à **diminuer l'envie et le désir de sucres rapides** (appelés aujourd'hui « à index glycémique élevé ») chez certains sujets boulimiques de type dépressif.

Avec d'autres acides aminés tels que l'arginine et/ou l'ornithine ainsi que les vitamines et les minéraux antioxydants, elle contribue grandement à la reprise de la masse musculaire et du poids après traitement et raccourcit le temps de convalescence.

L'acide L-glutamique (400 à 1 200 mg par jour), souvent associé à la vitamine B6, améliore les capacités d'éveil et de mémorisation ainsi que la conduction nerveuse (l'effet est renforcé par l'association d'acide L-aspartique).

Il ne faut pas confondre la L-glutamine avec l'acide L-glutamique : la L-glutamine ne présente aucune contre-indication, il n'en est pas de même de l'acide L-glutamique ! La déficience en L-glutamine est immuno-suppressive alors que l'acide glutamique peut devenir, dans certaines circonstances, immuno-suppresseur et donc contre-indiqué en cas de leucémies et de déficits immunitaires chroniques (cancers, séropositivités bactériennes ou virales).

✦ La taurine

La taurine est souvent assimilée, à tort, à un acide aminé soufré car elle n'entre pas dans la constitution du tissu protéique de nos cellules. Elle est **synthétisée dans l'organisme à partir de la cystéine et de la méthionine en présence de vitamine B6** et favorise, cependant, bon nombre de réactions biochimiques.

On trouve de la taurine dans les sels biliaires (acide taurocholique qui participe à la digestion des graisses et à la solubilisation du cholestérol) et les muscles, surtout le cœur (la taurine contribue à maintenir l'équilibre électrique du cœur).

Elle a un **pouvoir détoxiquan**t comme les acides aminés soufrés. Chez l'animal, elle protège les poumons des effets secondaires (sclérose pulmonaire) d'un médicament classiquement préconisé dans le cadre des chimiothérapies antitumorales : la Bléomycine®.

On trouve aussi de la taurine dans le cerveau et elle semble jouer un rôle en cas d'épilepsie et d'hypertension et améliorer la vision. Avec les vitamines B2 et C, le sélénium, le zinc et plus généralement les antioxydants, elle joue un rôle préventif vis-à-vis de la cataracte.

Elle favorise l'oxygénation des tissus et améliore la capacité contractile du cœur. Des auteurs japonais lui reconnaissent des propriétés contribuant à **l'élimination de l'acide lactique et de l'acide urique**. Elle est donc conseillée dans le cadre de l'alimentation de récupération des sportifs, avec l'acide malique, afin d'accélérer l'élimination de l'acide lactique musculaire après l'effort.

Les œstrogènes diminuent la synthèse de la taurine dans le foie. La taurine serait donc **un nutriment essentiel pour les femmes qui prennent la pilule contraceptive**, pour les nourrissons et les personnes âgées.

Le lait maternel renferme de la taurine, alors que le lait de vache n'en a pas, ce qui a conduit à supplémenter les laits maternisés en taurine. On pense qu'elle participe à la croissance du cerveau et des organes sensoriels. Des études sur les animaux ont montré un lien entre un régime déficient en taurine et des problèmes de vision. Certains aliments, tous d'origine animale, apportent directement un peu de taurine : c'est le cas des fruits de mer, des escargots, du cœur et de la cervelle. Les produits végétaux n'en contiennent pas.

Les substances cérébro-protectrices : choline, DMAE, centrophenoxine, phosphatidylcholine, GABA, phosphatidylsérine, méthionine, SAMe, acétyl-L-carnitine et acétyl-L-carnitine arginate

✦ La choline

La choline fait partie des vitamines du groupe B. Elle provient de la **lécithine.** Elle est un précurseur d'un neuromédiateur (substance chimique essentielle au bon fonctionnement de notre système nerveux) : l'**acétylcholine.** Sous forme phosphorylée, elle franchit la barrière méningée. Elle est prescrite et utilisée aux États-Unis *(Smarts Drugs & Nutrients)* pour remédier aux troubles de l'acquisition mémorielle. En France, elle est plus utilisée pour son action sur le métabolisme hépatique. Elle contribuerait logiquement au contrôle du taux de cholestérol total. Comme elle a des propriétés apaisantes, elle pourrait aider à améliorer les hypertendus et les « nerveux ». Elle n'est pas recommandée à fortes doses (plus de 3 g par jour) chez les sujets dépressifs.

La choline et ses précurseurs et cofacteurs (vitamines B et E, huiles de poisson, coenzyme Q10, acide ascorbique, lysine) sont conseillés :

- dans la prévention et la supplémentation adjuvante de l'**athéromatose** et, plus généralement, des maladies cardiovasculaires ;
- en cas d'**hyperlipémie** (trop de graisses dans le sang), d'hypertriglycéridémie, hypercholestérolémie ;
- dans tous les états nutritionnels ou pathologiques risquant d'altérer les **fonctions cognitives et mémorielles liées au bon état circulatoire** (certains médicaments en prises prolongées comme les anxiolytiques, les hypnotiques, les neuroleptiques et les antiépileptiques) ;
- éventuellement pour tenter d'**améliorer les fonctions intellectuelles et mémorielles dans le cadre de la préparation aux examens et concours** (avec de la phénylalanine, de la glutamine, de la tyrosine, des vitamines B5 et B6, des aspartates de magnésium et de zinc, du ginkgo biloba).

L'acide pantothénique (vitamine B5) est nécessaire à la formation de l'acétylcholine, et **la choline n'a pas d'effet de stimulation psychique sans un apport suffisant de B5.**

En tant que neurotransmetteur cérébral, l'acétylcholine intervient dans le processus de la mémoire et il a été dit que l'apport de choline contribuerait à prévenir la démence sénile. La choline est une des rares substances capables de franchir la barrière encéphalique. Expérimentalement, chez des étudiants, des doses journalières de 3 g par jour ont pu améliorer la mémoire.

✦ Le DMAE

Le DMAE (diméthyléthanolamine ou diméthylaminoéthanol) est le précurseur de l'acétylcholine. On le trouve à l'état naturel dans des poissons comme la sardine ou l'anchois.

Il a été utilisé avec succès dans différents troubles cognitifs et perturbateurs incluant l'hyperactivité et un déficit de l'attention (ADHD) et des trous de mémoire.

Chez l'animal, la prise de DMAE augmente les niveaux de choline dans le cerveau, accroissant sa capacité à produire de l'acétylcholine avec pour résultats une amélioration de la mémoire.

Dans des études portant sur des enfants souffrant d'ADHD, le DMAE a eu des effets bénéfiques comparables à ceux obtenus avec la ritaline (une amphétamine classiquement prescrite dans ce cas). Il a augmenté le pouvoir d'attention, la mémorisation à court terme et la capacité d'apprentissage. On peut envisager des supplémentations de l'ordre de 300 à 1 000 mg par jour.

✦ La centrophenoxine

La centrophenoxine est un dérivé du DMAE aux propriétés particulièrement stimulantes pour les fonctions cognitives. De même, voire en mieux :

- elle améliore significativement le processus de mémorisation, en particulier en accroissant la vitesse à laquelle l'information mémorisée peut être utilisée ;
- elle améliore l'utilisation et le métabolisme du glucose dans le cerveau, influençant positivement les capacités de concentration et d'attention et contribuant ainsi à la sensation de bien-être,
- elle est le seul agent connu qui permette de réduire, de manière démontrée, l'accumulation de la lipofuscine, une toxine associée au vieillissement et aux pathologies cognitives comme la maladie d'Alzheimer.

En supplémentation, on en conseille généralement 250 à 500 mg par jour.

✦ La phosphatidylcholine

Plus active encore que la lécithine de soja, elle se présente sous la forme de granulés dont l'absorption à raison de 1 à 2 cuillères à soupe par jour améliore le bilan lipidique en exerçant un effet lipotrope.

Qu'est-ce que la phosphatidylcholine ?
C'est de la **lécithine pure**, une graisse contenue naturellement dans notre organisme que l'on nomme **phospholipides**, un constituant privilégié de nos membranes cellulaires, en particulier celles de notre système nerveux. Elle est beaucoup plus active que la lécithine habituelle du commerce diététique qui ne contient que 10 à 20 % de phosphatidylcholine.

Où en trouve-t-on ?
Dans notre organisme (par ordre décroissant) au sein des surrénales, du cerveau et du foie… Dans l'alimentation elle est apportée par les œufs, le foie, le soja et les cacahuètes.

À quoi sert-elle ?
À la fluidité, à la qualité de nos membranes cellulaires et donc à la qualité de leur défense immunitaire, au transport des graisses, au métabolisme du cholestérol, des neurotransmetteurs dont l'acétylcholine. C'est d'abord une substance lipotrope qui comme la bétaïne et la méthionine, s'oppose aux phénomènes d'infiltration graisseuse au niveau hépatique. C'est surtout le système nerveux qui peut être amélioré.

De la phosphatidylcholine pour protéger la mémoire et agir contre les migraines

Aux États-Unis, le National Institute of Mental Health l'a utilisée avec succès, à des doses de 10 g par jour, dans des tests de mémorisation de lecture. Certains troubles mémoriels en rapport avec des déficits de synthèse d'acétylcholine pourraient être améliorés par la supplémentation en phosphatidylcholine à condition de l'associer aux vitamines B (B Complexe), surtout B1, B5, B6 et B9, et à la méthionine. Certains types de migraines sont également améliorés en association avec un régime et du magnésium.

La phosphatidylcholine et le foie

Elle augmente l'activité des collagénases hépatiques et protège le foie des agressions toxiques (alcool, chimiothérapie). Son activité dans ce contexte est renforcée par la prise d'antioxydants (vitamines C, E, sélénium et bêta-carotène).

Immunité et phosphatidylcholine

Elle augmente l'activité défensive de certains globules blancs et il est prouvé chez l'animal que son administration protégerait des infections bactériennes ou à champignons (mycoses) ou même virales (herpès).

Elle est disponible en France et se présente sous forme de granulés dont l'aspect est le même que les granulés de lécithine. Mais les effets sont sans commune mesure. On en prend en général 2 à 3 cuillères à café matin et soir avec un verre d'eau. Lorsque l'on a des problèmes hépatiques et des surcharges en graisses (lipides), on peut ressentir au début quelques nausées et/ou vertiges qui nécessiteront de diminuer les posologies et de les augmenter ensuite progressivement.

✦ Le GABA

Qu'est-ce que le GABA ?

Le GABA (acide gamma-aminobutyrique) est un acide aminé formé à partir d'un autre acide aminé, l'acide glutamique, en présence de vitamines B6 et C. Avec la glutamine, le GABA est **l'un des neurotransmetteurs majeurs du cerveau.** Ils sont au cerveau ce que le yin et le yang sont à l'univers de l'Orient : **le GABA est**

sédatif, la glutamine est stimulante, leur action combinée conduit à l'équilibre de la cellule nerveuse.

Le GABA est-il un anxiolytique naturel ?
La plupart des substances utilisées aujourd'hui comme tranquillisants, sédatifs ou anxiolytiques, agissent en stimulant l'activité des GABA-récepteurs. Même si le GABA a une action plus faible que ces substances, car il ne franchit pas toujours aussi bien la barrière méningée, il a l'avantage par contre de ne pas provoquer d'accoutumance. Il semble que beaucoup de sujets anxieux et excités présentent des taux de GABA inférieurs à la normale. Les médicaments classiquement utilisés les conduisent vers un mieux-être, la prise de GABA est un complément qui doit permettre la réduction du médicament. Il est très souvent utile, dans ce but, d'y associer du magnésium, de la taurine, de l'inositol, de la glycine, de l'histidine et des substances végétales comme la **théanine** ou l'**extrait de magnolia** (issu de la pharmacopée chinoise).

Les doses habituellement proposées vont de 500 à 750 mg au début et peuvent être réduites par la suite à 250 mg. À ces doses, il n'y a pas d'effets secondaires ni d'accoutumance, et les effets persistent lorsque l'équilibre alimentaire et nutritionnel (magnésium) est maintenu et optimisé.

✦ La phosphatidylsérine

La **phosphatidylsérine** (PS) est **un composant lipidique essentiel des membranes cellulaires cérébrales.** Le vieillissement, le stress et l'oxydation altèrent ces membranes délicates. Cette altération, associée au vieillissement, entraîne une dégradation des capacités cognitives et de la mémoire.

Des études démontrent que la supplémentation en phosphatidylsérine permet de prévenir et même d'enrayer cette dégradation. Une des études les plus importantes a été réalisée sous la direction du

Dr T. Crook du Memory Assessment Clinic (Maryland). Cette étude multicentrique en double aveugle a été menée simultanément à Vanderbilt University, Stanford University School of Medicine et en Italie. Au cours de cette étude, les patients supplémentés ont réalisé des progrès importants sur trois variables essentielles : la mémoire des noms et des visages, l'acquisition de nouveaux noms et visages et la reconnaissance visuelle. Les progrès étaient d'autant plus significatifs que la situation de départ était dégradée. De plus, d'autres améliorations ont été notées : une meilleure capacité à mémoriser les numéros de téléphone et l'emplacement de certains objets, et davantage de concentration pour la lecture et la conversation. Certains de ces progrès ont persisté jusqu'à quatre semaines après l'arrêt de la supplémentation, suggérant ainsi une contribution de fond de la phosphatidylsérine au traitement des déficiences cognitives.

Sur la base des améliorations obtenues, le Dr Crook calcula que « **l'horloge cognitive** » **des participants avait été ramenée en arrière de douze ans**, ce qui est un effet d'une magnitude réellement significative. Plusieurs autres études ont abouti à la même conclusion : les suppléments de phosphatidylsérine peuvent améliorer l'apprentissage, la mémorisation, les capacités cognitives, la concentration et d'autres fonctions cérébrales.

Les mécanismes par lesquels la phosphatidylsérine agit sont variés :

- elle aide à maintenir les membranes cellulaires flexibles et perméables,
- elle contribue à accroître le nombre de sites récepteurs des neurotransmetteurs,
- elle favorise la production d'acétylcholine et de dopamine,
- elle aide à restaurer la plasticité des synapses,
- elle améliore le métabolisme cérébral du glucose.

✦ La méthionine

Il s'agit d'un acide aminé soufré précurseur de la cystéine, de la taurine et de la choline, qui aide à prévenir le stockage des graisses dans le foie. La méthionine est un donneur de radical méthyl, qui facilite les processus de transméthylation, aidant ainsi les hormones, les vitamines, les minéraux, les acides gras et les acides aminés à accomplir leur cycle métabolique.

La méthionine permet à l'organisme d'**élaborer de la choline** en présence d'acide folique et de vitamine B12. La choline donne naissance à un neuromédiateur du système sympathique (dit parasympathique ou vague) : l'**acétylcholine**, qui est essentiel pour le fonctionnement du cerveau et notamment pour une bonne conservation de la mémoire.

✦ La S-adénosyl-méthionine (SAMe)

C'est une forme biologiquement plus active de méthionine. Outre les propriétés de protection de cette dernière, elle présente une activité antidépressive souvent aussi efficace que les médicaments antidépresseurs. Elle a été proposée dans le cadre des traitements des fibromyalgies et elle intervient **dans le processus de conversion de la sérotonine en mélatonine, dans la synthèse du glutathion, des neurotransmetteurs** (norépinéphrine et sérotonine) et des protéines et dans la protection de l'acide désoxyribonucléique (ADN). Elle **réduit le taux d'homocystéine**, confirmant ainsi son activité de protection vasculaire et cardiaque et, surtout, elle est essentielle à la synthèse de la phosphatidylcholine. Elle joue donc un rôle important dans la constitution et la fluidité des membranes cellulaires. Selon certains auteurs américains, elle serait à l'heure actuelle une des plus importantes molécules anti-âge pour le cerveau.

Les doses recommandées pour les états de fatigue et de dépression cérébrales chez les personnes âgées se situent entre 400 et 1600 mg par jour.

✦ Acétyl-L-carnitine et acétyl-L-carnitine arginate

La carnitine **est un complexe peptidique minéralo-vitaminique, synthétisé par le foie, à partir de la méthionine, de la lysine, des vitamines B6, C, PP, et du fer.** Une déficience même légère en fer ou en l'un ou l'autre de ces nutriments peut être la cause d'une production insuffisante de carnitine.

L'acétyl-L-carnitine est une forme biologiquement plus active que la carnitine qui permet à l'organisme d'épargner les précieuses réserves de méthionine que nous constituons pour la synthèse de nos neurotransmetteurs. Dans le cerveau, elle favorise la communication entre les neurones et le protégerait ainsi de la dégénérescence due à l'âge et à ses symptômes. Des expériences sur l'animal ont confirmé son action positive sur la mémoire. Dans le cerveau, elle réduit les dépôts de lipofuscine que l'on observe en très grand nombre dans la maladie d'Alzheimer.

Elle est proposée sous forme de gélules à 500 mg et est conseillée à raison de 1 à 4 gélules par jour en dehors des repas.

L'**acétyl-L-carnitine arginate** est une combinaison moléculaire des acides aminés acétyl-L-carnitine (forme acétylée de la L-carnitine) et L-arginine. Plusieurs études suggèrent que l'acétyl-L-carnitine arginate stimule la croissance de nouveaux neurones de manière étonnante et plus active que l'acétyl-L-carnitine ou l'arginine prises séparément.

Quelles mesures peut-on envisager en pratique ?

- **Des huiles d'olive et de colza** associées ou mélangées à raison de 2 à 3 cuillères à soupe au total et par jour : n'oubliez jamais que notre cerveau est composé pour les deux tiers de graisses (lipides) et que les graisses que nous mangeons conditionnent celles avec lesquelles nous pensons.
- **De la vitamine C avec des flavonoïdes :** 2 à 3 g par jour, sous forme de comprimés à action prolongée ou de poudre diluée dans un litre d'eau à boire dans la journée.
- **En fonction des résultats des bilans de stress oxydatif, supplémentez en antioxydants sans oublier les polyphénols :** un comprimé de formulation complexe comprenant au moins 50 µg de sélénium, 10 000 UI de carotènes totaux si possible naturels et des acides aminés soufrés (en magasin de diététique).
- **De la vitamine E naturelle** (d-alpha-tocophérol ou gamma-E-tocophérol, tocotriénols, si besoin est) : 200 à 400 UI par jour (en pharmacie et magasin de diététique).
- **Du zinc**, 10 à 20 mg par jour, avec **de la vitamine B6**, 50 mg par jour et **un complexe B**, dosés à 100 mg, 1 à 2 comprimés par jour.
- **De la coenzyme Q10 :** 30 à 120 mg par jour.
- **Du ginkgo biloba** (extraits standardisés) : 120 à 360 mg (en pharmacie et magasin de diététique).
- **De la N-acétylcystéine :** 200 à 1 000 mg par jour (en pharmacie).
- **De l'acide lipoïque :** 75 à 200 mg par jour (en magasin de diététique).
- **De la phosphatidylcholine** (supplément nutritionnel) **:** 1 à 2 cuillères à soupe par jour (en magasin de diététique).
- **De la phosphatidylsérine :** 100 à 300 mg par jour.

- **De l'acide lipoïque** (500 à 1 000 mg par jour) ou **R-lipoïque** (100 à 300 mg par jour).
- **Des complexes lipotropiques** contenants de la L-méthionine : 2 à 3 comprimés par jour (en magasin de diététique) ou de la L-méthionine (en magasin de diététique).
- **De l'acétyl-L-carnitine ou de l'acétyl L-carnitine arginate :** 2 gélules à 500 mg par jour ou **si besoin est, des acides aminés dopaminergiques :** phénylalanine, tyrosine, N-acétyl-tyrosine : 200 à 500 mg par jour, DMAE ou centrophenoxine.
- **Une optimisation hormonale** pour les hommes et pour les femmes, en particulier en hormones sexuelles, thyroïdiennes et en prégnénolone sous contrôle de votre thérapeute, sans oublier les éventuels précurseurs et toniques végétaux comme le ginseng, le *Tribulus terrestris* pour les hommes ou les phytomodulateurs pour les femmes.

Optimisation de la longévité cardiovasculaire et prévention des maladies qui lui sont liées

La possibilité d'une prévention idéale par la nutrition est-elle confirmée ?

Ce sont les Japonais qui nous fournissent la réponse qui, bien entendu, est tout à fait affirmative : le Japon est le seul pays où les maladies cardiovasculaires ont augmenté de plus de 30 % entre 1950 et 1990. On relie ce fait au passage rapide des habitudes alimentaires traditionnelles (riz, poisson, soja…) vers d'autres plus occidentales (viandes, laitages, sucreries…).

L'étude américaine qui a étudié le devenir de 6 000 habitants de 30 à 59 ans de la ville de Framingham n'a cessé de confirmer la relation directe entre les décès cardiovasculaires et les facteurs de risque tels que l'hypertension, le tabagisme, un excès de lipides sanguins (cholestérol et triglycérides), un excès de poids, une consommation excessive de sucres. À 80 ans, sur 100 femmes, 10 meurent d'un cancer alors que 80 décèdent de maladies cardiovasculaires.

L'étude Monica réalisée sous l'égide de l'OMS révèle des différences très importantes de risque entre les pays européens : on meurt trois fois plus d'infarctus en Irlande qu'à Toulouse et, plus intéressant encore, la qualité des graisses, c'est-à-dire leur état d'oxydation qui peut dépendre directement des statuts individuels en nutriments, semble jouer un rôle au moins aussi important que leur seul excès quantitatif !

La supplémentation nutritionnelle est-elle suffisante ?

Dans ce domaine, encore plus que dans tous les autres, elle doit être accompagnée :

- d'une diététique adaptée,
- d'une gestion de la forme physique : mouvement, abstention du tabac, limitation de l'alcool, gestion du stress.

La diététique et l'exercice physique adaptés à notre condition personnelle, à nos paramètres métaboliques et à l'état de nos articulations, doivent nous permettre d'augmenter notre forme physique et intellectuelle et, surtout, de nous rapprocher de notre poids idéal. C'est ce dernier point qui sera notre récompense et le témoin de nos efforts.

La diététique

Elle est maintenant bien connue de tous : moins de graisses animales saturées – moins de viandes, moins de viennoiseries (oméga 6), moins de fromages –, moins de sucres à index glycémiques élevés, plus de fibres, plus de légumes et de fruits, plus d'acides gras oméga 3 végétaux et animaux (poissons gras) et une quantité limitée d'alcool.

Relisez, au début de ce livre, à titre d'exemple, « Une journée d'alimentation anti-âge » et reportez-vous à la *Bible des vitamines et des suppléments nutritionnels*[34] du Docteur Rueff ainsi qu'à *Nutrition préventive et adjuvante des risques et affections cardiovasculaires*[35], du même auteur.

À partir de toutes ces indications de base, nous modulons aujourd'hui la diététique du patient en fonction de ses intolérances ou allergies alimentaires de type III.

La gestion de la forme physique

Ne fumez pas et bougez-vous !

> Pas d'exercice = pas de vraie forme ni de santé !
> Mais quel exercice ?

Nous avons une cervelle et des muscles. Tous deux s'atrophient lorsqu'on ne s'en sert pas ! Je ne cesse de répéter ce type de maxime à mes patients. Leurs réponses sont multiples : « Je n'ai pas le

[34] Paris, Albin Michel, 2004.

[35] Le Mans, Destination Forme, 2002, p. 24-39.

temps ! C'est trop dur ! C'est trop loin ou trop cher ! » Toutes sont de fausses excuses qui masquent un refus plus ou moins conscient de prendre sa santé en main et de la gérer.

Tous les médecins sont pour une fois d'accord : il faut un minimum de sport et d'exercice physique. Ce dernier doit être progressif (surtout après 40 ans), contrôlé au plan cardiovasculaire et intelligemment géré. Le plus efficace est **l'exercice d'endurance dit *aérobic***, prolongé pendant au moins 45 minutes, n'élevant pas le rythme cardiaque au-dessus de 120 pulsations par minute et répété deux fois, si possible trois fois par semaine. Correctement pratiqué et suffisamment prolongé et répété, il brûlera la graisse et contribuera à l'équilibre du métabolisme du sucre, à celui psychologique de l'individu ainsi qu'à sa résistance au stress.

Donc, courez (avec de bonnes chaussures !), nagez, pédalez en appartement ou sur route, pratiquez le cardio-training si vous avez une salle équipée à proximité, faites du VTT, de la randonnée en côte le dimanche ou du ski de fond l'hiver, faites quelque chose comme cela progressivement, avec de l'entraînement et tout de suite… avant que la maladie ne s'installe ! Et si vous avez plus de 40 ans ou un quelconque risque cardiovasculaire, consultez votre cardiologue avant de commencer (www.clubcardiosport.com).

L'exercice d'endurance devrait être alterné avec deux ou trois séances par semaine **d'exercices de résistance, du type musculation ou gymnastique au sol**, qui vous aideront à tonifier, à développer vos muscles et, conjointement avec les exercices en aérobie, à améliorer votre métabolisme de l'insuline et à diminuer ainsi votre risque cardiovasculaire.

Enfin, si vous ne pouvez ou ne voulez rien faire de tout cela, marchez au moins 30 minutes par jour, en oubliant les ascenseurs et les escalators.

La gestion du stress

La gestion du stress est à la mode. Quelle grande entreprise n'a pas ses réunions pour cadres stressés ? La relation entre une vie stressante et un risque cardiovasculaire ou d'hypertension artérielle semble acquise pour beaucoup. En réalité, les choses sont plus complexes comme le révèle l'étude de la Sofres réalisée auprès de 2000 médecins français âgés de plus de 35 ans. Il est vrai que nous vivons dans une société de vitesse où *« Time is money ! »*, une société de rendements et de pressions (on me met la pression, je la transmets, etc.). Le speed des Américains nous a envahis. Ils commencent à en revenir, pourquoi pas nous ? Attention aux modes : week-ends de survie dans l'Ardèche ou de cocooning dans une secte, lunettes de relaxation, *« relaxoriums »* plus ou moins bidons... tout peut être bon ou mauvais : à vous d'activer votre discernement.

En fin de compte, c'est notre état d'esprit personnel qui doit évoluer, notre philosophie de la vie, notre volonté de lâcher prise des contrariétés mineures au profit d'un grand bien-être et d'une meilleure santé. Les clés sont trop personnelles pour pouvoir les aborder en quelques lignes : le sport est déjà une bonne façon d'augmenter sa résistance au stress, une bonne et intelligente diététique également ainsi qu'une supplémentation nutritionnelle qui peut nous aider très rapidement. La pratique de la *cohérence cardiaque* avec ou sans logiciel informatique, telle que la décrit David Servan-Schreiber dans son livre *Guérir*, est un excellent mode de gestion du stress et de protection de la fonction cardiaque.

« Occupons-nous de la maladie, avant qu'elle ne s'occupe de nous ! », disait déjà Platon. La nutrition et l'exercice physique sont les deux premières étapes. Franchissons-les avant que n'arrive l'accident ou l'exclusion de la course !

- **Les troubles du métabolisme des graisses :** cholestérol total, cholestérol LDL et HDL, triglycérides, équilibre des bilans en acides gras, en particulier les oméga 6 et 9.
- **Les troubles du métabolisme de l'insuline et du glucose :** glycémie et insulinémie à jeun et après les repas, hémoglobine glyquée (HbA1C) avec les tests Homa et Quicki, poids, tour de taille, mesure de l'élasticité cutanée [36].
- **Les troubles du stress oxydatif** et notamment la déficience en vitamines B à l'origine de l'augmentation de l'homocystéine, de tous les dérivés de la vitamine E naturelle, dont les gamma-tocophérols, de la vitamine C et de la coenzyme Q10 : de multiples bilans sont à notre disposition, il faut si possible leur adjoindre des analyses spécifiques des conséquences du stress oxydatif cardiovasculaire : le MDA urinaire et la mesure de l'Isoprostane F_2. L'abstention absolue du tabagisme rentre dans cette catégorie.
- **Certains déficits hormonaux** peuvent aggraver le risque selon l'âge et le sexe.

Il est aujourd'hui démontré qu'un sujet ayant naturellement un bilan glucidique et lipidique normal, un poids normal et stable et qui ne fume pas, a peu de risques cardiovasculaires (hors situations héréditaires spécifiques, mais rares).

L'intervention du thérapeute doit donc consister à conduire son patient vers « cette plage de sécurité ».

[36] Lire à ce propos du Dr Rueff, *La supplémentation nutritionnelle, comment, pourquoi ?* Le Mans, Destination Forme, 2002, p. 69.

Quelles stratégies ? Dans quel ordre ?

Corriger le bilan lipidique

Dans certains cas une thérapeutique médicamenteuse est souhaitable, en particulier lorsqu'il y a déjà eu des accidents cardiovasculaires. On utilise classiquement deux catégories de médicaments : les statines et les fibrates. Ils sont certes efficaces, mais non dénués d'effets secondaires. Certaines personnes ne les supportent d'ailleurs pas (crampes, douleurs musculaires). Le milieu cardiologique, après avoir préconisé le « tout statine », commence à douter de leur absolue nécessité dans la prévention du risque cardiovasculaire. C'est le logique « pendule de la controverse scientifique », dont le livre du cardiologue et chercheur au CNRS Michel de Lorgeril n'est peut-être qu'un premier mouvement[37]. **Personnellement, nous pensons que tous ces médicaments ne doivent être proposés qu'après l'échec ou l'insuffisance des autres interventions dont la diététique et la supplémentation nutritionnelle.**

Corriger l'hyperinsulinisme, la résistance à l'insuline et la glycation

C'est le domaine de la diététique à l'index glycémique bas, de la modération de l'alcool, de la gestion du mouvement et du stress. Ce peut être également celui de certaines interventions médicamenteuses comme la **metformine**, qui agit sur le métabolisme de l'insuline. Comme les médicaments antilipidiques, elle n'est pas

[37] *Dites à votre médecin que le cholestérol est innocent, il vous soignera sans médicament*, Vergèze, Thierry Souccar, 2007.

dénuée d'effets secondaires et reste du domaine de la prescription et de la surveillance médicale.

L'acarbose est une autre molécule qui inhibe l'absorption de sucres alimentaires. Également du domaine de la prescription, elle peut provoquer des troubles digestifs. En dehors de ce qui précède, la carnosine est certainement le meilleur supplément nutritionnel à nos jours permettant de lutter contre la glycation.

D'autres suppléments comme l'**aminoguanidine**, la benfotiamine et le **gymnema sylvestre** peuvent être associés.

Maîtriser le stress oxydatif

C'est au thérapeute de choisir parmi les bilans à sa disposition en fonction des paramètres de son patient. Seuls ces bilans permettent de savoir si la diététique est suffisante pour apporter les antiradicaux libres dont nous avons besoin et si une supplémentation suffit. Ils permettent de suivre à la fois les progrès de la nutrition et d'une éventuelle supplémentation. Quand on examine les résultats, on est souvent surpris par les chiffres à la limite des déficiences en vitamines C et E (surtout en gamma-tocophérols), en certains carotènes comme la lutéine et la coenzyme Q10. Ces bilans sont importants car rien ne permet, cliniquement, de traquer ces déficiences.

Corriger les déficiences hormonales

De « bons » œstrogènes, de la testostérone et de la progestérone naturelle pour la femme, de la testostérone pour l'homme, des hormones thyroïdiennes, de la DHEA et de la prégnénolone pour les deux sexes.

L'optimisation de l'équilibre hormonal est capitale. Le cœur est un muscle qui a besoin de testostérone pour se fortifier. De grandes études en cours tentent de préciser l'impact de la supplémentation hormonale sur le vieillissement tant de l'homme que de la femme.

La supplémentation nutritionnelle cardiovasculaire

Les acides gras oméga 3, 6 et 9 et la ration lipidique

- Mangez du poisson et des fruits de mer très régulièrement (au moins deux à trois fois par semaine) et surtout aux dépens des graisses animales carnées et laitières.
- Consommez régulièrement de l'huile d'olive et de colza (au moins deux cuillères à soupe par jour).
- Supplémentez avec 0,5 à 6 g par jour de capsules d'huiles de poisson, en adaptant cette supplémentation à la diététique et aux autres facteurs de risque : tabac, tension, traitements anticoagulants, à discuter éventuellement avec votre médecin…

Dans certains cas, la réalisation de profils d'acides gras permet de déterminer quelles sont les fractions lipidiques en déficit : oméga 3, 6 ou 9 et dans les oméga 3, la fraction DHA (acide docosahexanénoïque) ou EPA (acide eicosapentaénoïque). À partir de ces résultats, on peut en cas de besoin préciser la supplémentation avec des produits plus spécifiques (www.nutritionconcept.com et www.supersmart.com).

Le policosanol

C'est un extrait de la canne à sucre produit et étudié à Cuba depuis 1994, qui a un mode d'action similaire à celui des statines : il agit sur la synthèse du cholestérol. Une étude a comparé la prise quotidienne de 5 mg de policosanol à celle de la simvastatine (une statine) pendant huit semaines. Une autre étude comparative a montré que 20 mg de policosanol étaient aussi efficaces que 100 mg d'aspirine pour réduire l'agrégation plaquettaire.

Le policosanol décroît le risque de thrombose, améliore la circulation du sang vers le cerveau et les extrémités lorsque celle-ci est réduite par la plaque, il améliore le bon cholestérol HDL et protège le cholestérol athérogène LDL de l'oxydation. Il est même efficace sur les symptômes de claudication intermittente, une conséquence handicapante de l'athérosclérose.

Contrairement aux médicaments, il est remarquablement dénué d'effets secondaires. Les études cliniques sur le policosanol sont nombreuses et portent sur plus de 30 000 patients. Il a une efficacité « dose dépendante » : on en conseille 10 à 60 mg par jour en fonction des résultats.

Le sytrinol

Il s'agit d'un mélange de :

- tocotriénols, des composés appartenant à la famille de la vitamine E,
- des bioflavonoïdes spécifiques : des flavones polyméthoxylés (tangeritine et nobiletine) provenant du pamplemousse, du citron et de la tangerine.

Des tests cliniques ont permis d'évaluer la réelle efficacité de cette formule brevetée dans la lutte contre l'hypercholestérolémie. Le sytrinol ne bloque pas l'absorption du cholestérol présent dans l'alimentation, mais équilibre la production de cholestérol et de triglycérides par le foie. C'est donc contre le cholestérol endogène qu'il agit.

On conseille des doses de 150 à 300 mg par jour.

La levure de riz rouge

La levure de riz rouge est utilisée par les Chinois depuis plusieurs siècles. Elle agit directement sur la production des graisses au niveau du foie comme agissent les médicaments modernes anticholestérol que l'on nomme *statines*. En effet, le foie produit environ les trois quarts du cholestérol présent dans l'organisme, alors que les aliments n'en apportent qu'un quart environ. Ainsi, pour réduire le taux de cholestérol sanguin et en particulier le LDL (mauvais cholestérol), il est important d'agir sur cette production hépatique du cholestérol.

La levure de riz rouge est riche en substances qui inhibent la synthèse du cholestérol : les monacolines. Ce sont des formes naturelles des statines, mais avec moins de risques et d'effets secondaires bien connus de ces molécules synthétiques.

En théorie, ses contre-indications sont les mêmes que celles des statines (s'abstenir chez la femme enceinte ou allaitante, arrêter en cas de douleurs musculaires). En pratique, nous n'avons jamais rencontré d'effets secondaires.

On en conseille 1 à 2 comprimés par jour de préférence au repas du soir (www.nutritionconcept.com).

Les effets bénéfiques de la **lécithine** sur le taux de cholestérol furent découverts en 1958 par le Dr Lester M. Morrison qui prescrivit de la lécithine à quinze patients rebelles à une diététique adaptée. Après trois mois, douze d'entre eux avaient une diminution de 30 % de leur taux de cholestérol.

✦ Les substances lipotropes : l'inositol, la choline, la L-méthionine, le chlorure de bétaïne

Ces substances sont souvent associées au sein de comprimés dits *lipotropes* (qui émulsifient les graisses) ou *Fat Burner*.

L'**inositol** appartient à la famille des vitamines B. Il est naturellement contenu dans les germes de blé, la levure de bière, les abats, les fruits et le chou-fleur. Dans l'organisme, il se combine avec la choline pour former les phospholipides qui sont des constituants essentiels de nos membranes cellulaires et du système nerveux. Selon le Dr Pfeiffer du Brain Bio Center de New York et d'autres auteurs américains, il aurait des propriétés calmantes, il permettrait (avec la choline) de faire baisser le taux de cholestérol total et contribuerait à la régularisation de la tension artérielle.

La **choline** et la **phosphatidylcholine** ont déjà été abordées. Dans certaines hyperlipémies, nous recommandons une supplémentation de 1 à 2 cuillères à soupe de phosphatidylcholine matin et soir.

La **méthionine** et la **S-adénosylméthionine** ont déjà été abordées au chapitre du vieillissement cérébral.

La **bétaïne**, bien connue en France sous forme de Citrate de bétaïne®, est également une substance lipotrope à tropisme hépatique.

La lysine et la proline

Ces deux acides aminés agissent sur la prévention des accidents cardiovasculaires liés à un facteur de risque particulier et indépendant des autres : la Lp(a). Cette lipoprotéine semble en rapport avec l'« adhésivité » des lipides (cholestérol et triglycérides) sur la paroi vasculaire. C'est pour cette raison que Linus Pauling avait surnommé ces deux acides aminés : *« agents Teflon »*.

La triméthylglycine (TMG)

Cette substance est maintenant disponible sur le marché français, en tant que supplément nutritionnel. Forme particulière de glycine, elle permet de « désactiver » l'homocystéine (elle la transforme en méthionine en lui adjoignant un groupe méthyl). Son action est donc voisine de celle de la méthionine, de la S-adénosylméthionine et des vitamines du groupe B (B6 et B9), mais elle est beaucoup moins onéreuse que la SAMe.

Elle se présente en comprimés de 750 mg et on en conseille en général 1 à 3 par jour.

Les fibres

C'est maintenant presque un pléonasme que de dire que l'augmentation journalière de la ration de fibres est essentielle au maintien d'une cholestérolémie normale. Ces faits ont été confirmés par une étude publiée dans le *Jama*[38] du 10 avril 1991. Les auteurs (le Dr Michael Davidson et ses collaborateurs du Chicago Center for

---

[38] *Jama : Journal of the American Medical Association.*

Clinical Research) étudièrent 156 sujets qui reçurent un apport quotidien de 57 g de son d'avoine. Cet apport a réduit de 15 % la cholestérolémie des sujets.

Une autre étude (menée par J. Anderson de l'Université du Kentucky) confirme les propriétés hypocholestérolémiantes des différentes fibres :

- diminution de la cholestérolémie de 11 % pour la gomme de guar,
- de 12 % pour la pectine (pommes),
- de 15 % pour le psyllium,
- de 13 à 19 % pour le son d'avoine.

Avec 25 g de son d'avoine par jour, la baisse du cholestérol est associée à une baisse de la fraction LDL du cholestérol (fraction athérogène). J. Anderson confirma que cette propriété était constante, même avec un régime à l'occidentale, où la part des lipides est supérieure à 35 % et l'apport quotidien de cholestérol supérieur à 300 mg par jour.

Le **son de blé** entraînerait plutôt une diminution des taux de triglycérides.

En pratique, on ne peut donc que conseiller la consommation d'au moins 20 g de son par jour. Cet apport sera diversifié : sons d'avoine et de blé, pectines de pommes, légumes à fibres. Il ne faudra pas non plus exagérer les rations sous peine de trop accélérer le transit intestinal et de perturber l'absorption des nutriments.

À vos mueslis, flocons d'avoine dans les potages, céréales et farines complètes, pommes et légumes ! Ni trop ni trop peu.

Les agents qui inhibent l'agrégation anormale des plaquettes réduisent aussi les risques de maladies cardiaques. Le thé vert inhibe l'agrégation des plaquettes de manière semblable à l'aspirine. Contrairement à ce dernier, il inhibe aussi le facteur d'activation des plaquettes (PAF). Il s'agit d'un facteur très énergique de l'agrégation plaquettaire à l'origine d'accidents cardiovasculaires aigus. L'action inhibitrice du thé vert sur le PAF est semblable à celle du ginkgo biloba et suggère que le thé vert intervient à plusieurs phases de l'agrégation anormale des plaquettes sanguines.

Des études de laboratoire ont montré que le thé vert abaisse le taux de cholestérol et élève celui des lipoprotéines lourdes. En effet, il agit sur le taux de cholestérol à la fois en réduisant l'absorption du cholestérol alimentaire et en favorisant son excrétion fécale. Ces effets sont semblables à ceux des résines qui retiennent le cholestérol, le questran par exemple, mais sans les mêmes effets secondaires gastro-intestinaux.

Le thé vert peut abaisser la tension artérielle en inhibant l'enzyme de conversion de l'angiotensine (ECA) et en agissant par un mécanisme semblable à celui des médicaments prescrits contre l'hypertension que l'on nomme *inhibiteurs de l'enzyme de conversion.*

Le thé vert agit également en réduisant le taux d'insuline et la glycémie. Lorsqu'on a administré de l'amidon soluble ou du glucose à deux groupes d'animaux de laboratoire, dont l'un recevait en plus des extraits de thé vert, on a constaté que la glycémie du groupe en ayant reçu était moins élevée que celle du groupe de contrôle qui n'en avait pas reçu. La réduction de la glycémie a aussi pour effet de diminuer le taux d'insuline plasmique. Le thé vert réduit la glycémie en inhibant l'amylase, une enzyme essentielle à l'absorption du sucre à partir de l'amidon. On a longtemps cherché à identifier les inhibiteurs de l'amylase pour réduire la glycémie et le thé vert pourrait être utilisé à cette fin.

Les extraits de thé vert sont mesurés en pourcentage de l'activité des polyphénols. Il doit ses propriétés aux polyphénols. Voici deux façons de bénéficier de ses bienfaits :

- Buvez plusieurs tasses de thé vert à chaque repas.
- Prenez 1 ou 2 gélules associant des extraits standardisés au *totum* de thé vert, afin d'être certain d'absorber en quantité minimale efficace tous les composants de cette précieuse plante.

Les gélules d'extraits de thé vert contiennent au moins 20 % de polyphénols, qui sont l'ingrédient actif responsable des nombreux bienfaits du thé vert pour la santé. Nous avons calculé que chaque gélule de 500 mg d'extraits de thé vert équivaut à environ cinq tasses de thé vert, selon la méthode d'infusion.

Les polyphénols

Ce sont des substances fabriquées par les plantes qui ont une structure chimique semblable au cholestérol. Leur rôle chez les plantes est d'ailleurs proche de celui du cholestérol chez l'homme : ils entrent dans la composition des membranes cellulaires. Les trois principaux représentants de la famille des phytostérols sont le **campestérol**, le **stigmastérol** et le **bêta-sitostérol**. On trouve aussi ces composés sous forme saturée en hydrogène : on les appelle alors des ***phytostanols***. Ils entrent, dans le tube digestif, en compétition avec le cholestérol et diminuent son passage dans le sang. Le cholestérol est alors éliminé par les selles. Les phytostérols sont présents sous formes de margarines relativement chères et plus ou moins efficaces, comme le souligne un des grands spécialistes français des lipides et de la nutrition, le Dr Jean-Marie Lecerf de l'Institut Pasteur de Lille :

« Aucune étude chez l'homme ne permet de corroborer cette hypothèse. Au contraire, des doutes apparaissent et des questions sont posées. »[39]

Les polyphénols de raisin ou le « *french paradox* » sans les risques de l'alcool : Le raisin et le vin sont naturellement riches en composés phénoliques, qui proviennent des parties solides du raisin : 60 % des pépins et 40 % de la pellicule et de la rafle (la partie ligneuse ramifiée supportant les grains). Ils diffusent pendant la macération lors de la vinification.

L'extrait de marc présente une répartition et une teneur en polyphénols un peu différentes du vin. Il est plus concentré en flavonoïdes, en procyanidines et surtout en resvératrol, une substance fabriquée naturellement par la vigne pour se défendre contre certains parasites.

Les polyphénols sont surtout reconnus pour leurs propriétés antioxydantes. Ils agissent en synergie entre eux et également avec d'autres substances comme les acides organiques du raisin et la vitamine C. Ils agissent probablement par des mécanismes semblables ou voisins de ceux du thé vert. Certains leur prêtent des propriétés particulièrement protectrices vis-à-vis des risques vasculaires cérébraux.

De nombreuses études sont en cours. La société Vit'all+ propose actuellement un polyphénol de raisin issu de la culture biologique française.

---

[39] In *Nafas*, février 2005.

Vitamines et antioxydants

La nécessité d'une supplémentation en antioxydants : vitamines C, E (ou alpha-tocophérol), carotènes, sélénium, coenzyme Q10, a déjà été abordée dans les chapitres précédents. On peut noter pour mémoire :

- **Vitamine C** : de préférence à action prolongée, avec des bioflavonoïdes (comprimés de vitamine C 500 ou 750 A.P. Vit'all+ ou ester C : 1000 à 2000 mg par jour.
  L'importance d'une déficience relative en vitamine C a été démontrée par l'étude Monica : le risque, chez l'homme, de faire un infarctus est deux fois et demie plus élevé si les taux plasmatiques d'ascorbates sont inférieurs à 11 µmol par litre.
- **Vitamine E naturelle (d-alpha-tocophérol et ses dérivés gamma-tocophérols et tocotriénols)** : en fonction des résultats des bilans biologiques.
- **Bêta-carotène et vitamine E** : ils agissent ensemble, mais différemment pour contrôler les niveaux de cholestérol et la progression des maladies cardiovasculaires. Ils ont des effets différents, mais bénéfiques sur le taux sanguin du cholestérol et sur la progression de la maladie cardiovasculaire. Le bêta-carotène fait baisser les taux de cholestérol totaux et de LDL (*low-density lipoprotein* ou mauvais cholestérol). Le bêta-carotène a également réduit la taille des dépôts de cholestérol dans l'aorte thoracique et l'épaisseur des parois des vaisseaux sanguins. Quant à la vitamine E, si elle n'a pas eu d'effet sur le niveau de cholestérol, elle a diminué sa sensibilité à l'oxydation des LDL. Comme les taux sanguins de bêta-carotène et de vitamine E sont étroitement liés, on peut penser que ces nutriments agissent de concert.

La vitamine D

Selon deux études publiées en 2007 par l'Université Charles Drew de Los Angeles, les personnes dont le taux de vitamine D est bas auraient plus de risque que les autres de souffrir d'hypertension, de diabète ou d'obésité, trois facteurs de risque de maladie cardiovasculaire. Or la déficience nutritionnelle en vitamine D, en Europe du Nord (dont la France) comme au Canada, peut avoisiner les 75%. Les déficits d'exposition solaire sont légion dans ces régions et beaucoup de gens ne mangent pas assez de poissons. Le dosage biologique de la vitamine D (vitamine OH D3) doit donc faire partie des instruments de la prévention cardiovasculaire et si votre taux est trop bas malgré une meilleure exposition au soleil ou la prise de suppléments nutritionnels faiblement dosés, discutez-en avec votre médecin pour envisager une supplémentation adaptée à votre cas, qui ne doit jamais dépasser certains taux sous peine d'effets secondaires.

La coenzyme Q10, de l'ubiquinone à l'ubiquinol

Nous l'avons déjà abordée au chapitre consacré aux substances anti-âge.

Selon le Dr Eric R. Braverman, directeur du Princeton Total Health Center de Skillman (New Jersey), la coenzyme Q1O fait partie des nutriments essentiels avec les acides gras, la taurine, le magnésium, le zinc et la vitamine B6), permettant de contrôler la tension artérielle des personnes âgées.

Il faut également savoir que l'utilisation des statines (classe médicamenteuse souvent utilisée pour réduire le cholestérol) déprime les taux de coenzyme Q10. En conséquence, on peut se demander si l'on ne devrait pas supplémenter systématiquement en coenzyme Q10 les patients traités par simvastatine et se demander si cette déficience ne serait pas à l'origine d'accidents vasculaires et autres pathologies émergentes sous statines. Nous vous conseillons à ce propos de lire l'excellent article de Thierry Souccar, « Coenzyme Q10, le traitement inconnu des cardiologues », sur le site www.lanutrition.fr.

On conseille des doses de 60 à 400 mg de préférence au cours des repas contenant des graisses, car la coenzyme Q10 est lipophile. Il est à noter qu'une forme beaucoup plus disponible, l'**ubiquinol**, se substitue progressivement aux doses massives de coenzyme Q10 (cf. le chapitre sur les produits spécifiques antivieillissement).

Le sélénium (ou sélénométhionine)

50 à 100 µg par jour en cas de déficits avérés par les bilans de stress oxydatif.

Les vitamines B

Nous savons aujourd'hui par l'étude du métabolisme de l'homocystéine que les vitamines du groupe B jouent un rôle essentiel dans la prévention des accidents cardiovasculaires.

La **thiamine (vitamine B1)**, selon une étude réalisée sur un groupe de rats par l'Université de Tulane, aurait une action favorable sur la plasticité et la régulation du rythme cardiaque.

La **niacine (vitamine B3)** a été étudiée par le Centre de recherche sur les lipides de l'Université de Cincinnati. Elle est **vasodilatatrice et probablement antiathérogène. Elle abaisse les taux de cholestérol et de triglycérides ainsi que le mauvais cholestérol**

(LDL) et augmente le bon (HDL). De plus, elle diminue la synthèse du cholestérol et augmenterait même sa dégradation.

On la trouve soit sous forme d'acide nicotinique retard (il s'agit d'une spécialité médicale sur prescription), soit sous forme de niacine retard (hexanicotinate de niacine) que nous préférons personnellement car plus vasodilatatrice. En effet, la libération de l'acide nicotinique augmente la dégradation du cholestérol et l'action propre de l'inositol intervient dans le métabolisme des graisses et s'oppose à leur dépôt sur les parois vasculaires.

On trouve l'hexanicotinate de niacine sur les sites www.nutritionconcept.com et www.supersmart.com.

Pour l'acide nicotinique comme pour la niacine, les doses efficaces sont de l'ordre de 500 mg à la fin des trois repas.

✦ Une association de choix : simvastatine et niacine

B. Greg Brown et ses collaborateurs[40] ont enrôlé 160 patients coronariens ayant des taux de HDL bas et de LDL élevés. Après tirage au sort, ils ont reçu soit de la simvastatine et de la niacine (en doses croissantes de 0,5 à 4 g par jour selon le taux de HDL), soit des antioxydants (deux fois par jour : 800 UI de vitamine E, 1 g de vitamine C, 25 mg de bêta-carotène et 100 µg de sélénium), soit l'association des trois. Un quatrième groupe a reçu un placebo.

> *« Chez les patients... traités pendant trois ans par simvastatine plus niacine, la sténose coronarienne proximale a régressé lentement, en moyenne, et le taux d'accidents cliniques majeurs a été 90 % plus bas que dans le groupe placebo. Les résultats de l'association simvastatine-niacine ont été supérieurs à ceux attendus avec des statines seules,* ***par la régression (et non le***

[40] In *New England Journal of Medicine*, vol. 345, 29 novembre 2001, p. 1583-1592.

***ralentissement) des sténoses et une réduction de 60 à 90 % d'un premier événement cardiovasculaire** (décès, infarctus, AVC ou revascularisation) au lieu des 24-34 % attendus. La fréquence de ces accidents a été de 3 % sous simvastatine-niacine, 21 % sous antioxydants, 14 % sous triple thérapeutique et de 24 % sous placebo ».*

Les auteurs s'attendaient à un résultat positif, mais pas de cette ampleur. Les LDL ont de fait diminué de 42 % et les HDL ont augmenté de 26 %. Quant aux sténoses, alors qu'elles ont régressé de 0,4 % en moyenne sous la double thérapeutique, elles ont progressé de 3,9 % sous placebo, de 1,8 % sous antioxydants et de 0,7 % sous triple thérapeutique.

La **pyridoxine (vitamine B6)** semble avoir une action favorable sur la conduction de l'influx nerveux dans le tissu cardiaque. Elle est recommandée chez les femmes prenant une thérapeutique hormonale (pilule anticonceptionnelle) et dans le cas de femmes souffrant d'une hyperœstrogénie spontanée ou en relation avec un traitement de substitution excessif. Il faut dans ce cas l'associer aux substances lipotropes et, en particulier, à la phosphatidylcholine.

L'acide folique (vitamine B9)

C'est également un vasodilatateur. Il est particulièrement efficace dans le cadre de la prévention et des traitements des ulcères de jambe. **L'association B6 et B9 réduit l'hyperhomocystéinémie, un facteur important de risque cardiovasculaire.**

Les bilans biologiques que nous avons maintenant à notre disposition démontrent bien que, dans une majorité de cas, ces vitamines agissent de concert. Il est donc recommandé d'utiliser les comprimés B *Complexe à effet retard* et suffisamment dosés (50 à 100 mg par comprimé, deux à trois par jour). Dans certains cas récalcitrants, on propose des doses supplémentaires de vitamine B9 (folates) et de vitamine B12.

Par ailleurs, des études récentes ont montré une action tant préventive que régularisatrice dans la fréquence et la récidive des cancers du côlon. La forme « extra folate » semble devoir être à privilégier.

Les nouveaux antioxydants : le resvératrol

✦ Pourquoi « nouveaux » ?

Parce que l'efficacité préventive et/ou adjuvante sur les maladies cardiovasculaires de certains oxydants comme la vitamine E ou les carotènes a été mise en cause par certaines études multicentriques récentes. On pense en fait qu'une faible part de ces substances arrivait réellement vers les cibles. À l'opposé, des travaux récents (menés par le Pr Jean-Louis Beaudeux de l'Hôpital de la Pitié-Salpêtrière à Paris) donnent de grands espoirs sur les effets possibles des antioxydants tels que le resvératrol et d'autres molécules semblables.

Le resvératrol (3,4',5-trihydroxy-trans-stilbene) est un polyphénol phytoestrogènes de la famille des stilbènes, qui a été décrit pour la première fois en 1997. On le retrouve en grande quantité dans la peau, les pépins et les feuilles du raisin rouge, mais également dans les arachides, l'huile d'olive et certains fruits rouges.

La vigne produit ce composé en réponse à un stress environnemental : une agression pathogène, une exposition aux ultraviolets ou à l'ozone, elle produit une substance que l'on nomme *phytoalexine.* Seuls les vins rouges de bonne qualité cultivés sans pesticides en contiennent de façon significative et il est totalement absent des vins blancs.

Le resvératrol serait un facteur-clé d'optimisation de la longévité. Il stimule certaines enzymes qui aident les cellules à se défendre contre les effets néfastes du vieillissement. C'est un puissant antioxydant qui permet d'aider les cellules sanguines à lutter contre l'excès de radicaux libres. Son activité antioxydante serait plus particulièrement dirigée vers notre système nerveux et cérébral.

Comme la quercétine, la curcumine et le pycnogénol, le resvératrol se comporte dans l'organisme comme un anti-inflammatoire naturel, également protecteur de l'agression par les radicaux libres dont on connaît l'influence sur le vieillissement et certaines affections comme l'asthme, l'emphysème, la bronchite chronique… Il ne faut pas oublier que l'évolution des grandes maladies affectant notre cerveau dont la maladie d'Alzheimer fait partie est liée à l'inflammation chronique des graisses cérébrales et à leur peroxydation induite par la présence de toxiques, dont certains métaux comme le plomb et le cadmium).

✦ Le resvératrol et les risques et affections cardiovasculaires

Il inhibe l'agrégation plaquettaire, la formation et l'oxydation du cholestérol LDL qui est impliqué dans la formation des plaques d'athérome. Il réduit la sécrétion de VLDL *(very low density lipoprotein)* par le foie, qui se transforme en LDL dans la circulation sanguine. C'est un cardioprotecteur et un anti-inflammatoire : l'OMS (Organisation mondiale de la santé) indique que le resvératrol réduit à lui seul de 40 % le risque cardiovasculaire !

Le resvératrol favorise la production d'oxyde nitrique qui dilate les vaisseaux sanguins. Il contribue à abaisser les taux de triglycérides et de cholestérol dans le sang ainsi que le facteur intrinsèque hypertenseur endotheline-1.

Nous pensons avec le Dr Whiteker, responsable des cliniques anti-âge en Californie, que la dose utile ne devrait pas être inférieure à 100 mg en une seule prise (équivalent à 40 verres de Cabernet-Merlot), compte tenu de sa fragilité et de sa destruction rapide.

Abordons maintenant les carences minérales et les risques cardiovasculaires.

Le calcium

De nombreux auteurs ont corrélé l'hypertension artérielle avec des taux bas de calcium (hypocalcémie). Une publication du *Journal of the American Medical Association* rapporte qu'une étude prolongée pendant 22 semaines (un groupe à 500 mg par jour, un groupe à 1 g et un groupe placebo) en a conclu que la supplémentation permettrait d'abaisser la tension artérielle et, en particulier, la tension diastolique (le chiffre le plus faible). Cet abaissement fut de 5,6 % chez les femmes et de 9 % chez les hommes. Cette étude a été confirmée en décembre 1985 par une autre du Dr Cynthia D. Morris dans *Annals of International Medicine.*

Le magnésium

Le magnésium est recommandé chez les patients nerveux (dystoniques) et/ou hypertendus. On préconise différents sels de magnésium (chlorure, sulfates, lactates, pydolates, aspartates...), alternés ou mélangés, répartis au cours de la journée, éventuellement associés à 200 ou 400 mg de taurine.

Le chrome

Selon R. A. Anderson, le chrome est un **élément essentiel nécessaire au métabolisme des hydrates de carbone et des lipides**. La carence alimentaire en chrome est associée à l'installation des diabètes de la maturité et des maladies cardiovasculaires. L'apport alimentaire de chrome de la plupart des individus (inférieur en moyenne à 60 µg par jour) est en Europe comme aux États-Unis inférieur à l'apport conseillé (selon la Food and Drug Administration ou FDA de 50 à 200 µg par jour). De plus, la consommation d'aliments raffinés (pain, sucres et pâtes blanches) aggrave le problème de la carence alimentaire en chrome.

Chez l'homme, des études épidémiologiques révèlent que le taux sérique de chrome varie entre 4 et 8 µg. Il est nettement abaissé en cas d'athérosclérose prononcée, d'hypertension artérielle, d'infections aiguës ou chroniques, de stress, de gestation et, d'une façon plus générale, avec l'âge.

Une étude publiée dans la presse médicale du 1er novembre 1986 de C. Conri, G. Simonoff et collaborateurs confirme cet abaissement significatif de la chromémie au cours des maladies des coronaires, l'abaissement étant proportionnel au degré de sténose coronaire. Dès 1954, Curran puis, en 1968, Schroedder ont démontré qu'un apport journalier de 2 mg d'acétate de chrome pendant six mois entraîne une diminution du cholestérol total de 14 %. Nash a observé en clinique, après deux mois de supplémentation, une réduction d'environ 10 % du cholestérol et une augmentation de 14 % des fractions HDL.

En 1981, Mac Cartrhy a pensé que **la stimulation de l'activité de l'insuline par l'administration de chrome biologiquement actif pouvait avoir un effet hypotenseur**. Les aliments les plus riches en chrome sont les épices tels le thym et le poivre noir. La levure de bière, les foies, les rognons, les champignons, les céréales complètes et les jaunes d'œuf en sont également très riches.

Le **polynicotianate de chrome** est une forme de supplément particulièrement intéressant qui associe les effets bénéfiques de la vitamine B3 (niacine) et du chrome. On en conseille 1 gélule par jour, généralement dosée à 200 µg), au petit-déjeuner.

Le zinc et la L-arginine

L'OMS a étudié un projet de recherche sur les relations entre les hypertensions, les taux élevés de cadmium et les déficiences en zinc. Il semble que beaucoup de patients hypertendus et/ou athéromateux présenteraient des taux élevés de cadmium et des déficiences ou subcarences en zinc. Le zinc est naturellement présent dans les viandes, les foies et surtout les fruits de mer. Dans l'organisme, il est le cofacteur de plus de deux cents enzymes. Son rôle au niveau de l'immunité, du psychisme et de la régulation hormonale est immense.

On sait depuis plusieurs années que l'oxyde nitrique (NO) exerce **un effet antiagrégant plaquettaire qui concourt à la prévention des thromboses.** La production de NO se fait à partir d'un précurseur : la L-arginine.

Plusieurs études américaines dont un essai randomisé chez 47 patients (Université de Stanford) ont montré que les plaquettes des sujets recevant une supplémentation en L-arginine avaient moins tendance à l'agrégation. Une autre étude a confirmé l'intérêt de la supplémentation en L-arginine pour la protection de la paroi vasculaire : elle s'oppose à **l'augmentation de l'adhérence des monocytes (globules blancs) à la paroi vasculaire (endothélium) que provoque le tabac.**

L'acide alpha-lipoïque et R-alpha-lipoïque

Il est préconisé dans le cadre des polyneuropathies (dégénérescences nerveuses), il intervient sur l'évolution du diabète avec d'autres antioxydants comme les vitamines C et E, le glutathion et l'acide dihomo-gamma-linolénique que l'on trouve dans l'huile d'onagre).

L'acide alpha-lipoïque facilite la transformation de la nourriture ingérée en sucre simple (glucose) et en acides gras, donc en énergie métabolique. Des études suggèrent qu'il pourrait avoir une action directe sur le diabète lui-même, l'insulinorésistance, l'accumulation de corps cétoniques et d'acide lactique.

Optimisation hormonale et les risques cardiovasculaires

Il suffit d'observer, chez l'homme, les effets du rétablissement d'un taux satisfaisant d'androgènes (testostérone) pour comprendre la nécessité d'une telle optimisation. Avec les mesures de prudence qui s'imposent (dosages), nous privilégions les apports en DHEA et, éventuellement, en inducteurs naturels (yam, *Tribulus terrestris*, ginseng, *dong quai*…) dont nous avons déjà largement parlé.

Les effets, chez la femme, d'une supplémentation hormonale, à condition qu'elle soit correctement dosée, ne sont plus à démontrer. Nous pensons, si elle est naturelle, comme le précise le Dr Lee dans ses diverses publications, que **la priorité doit être donnée à une supplémentation en progestérone**.

Le dépistage des hypothyroïdies frustes est essentiel : elles aggravent considérablement les risques de surcharge lipidique et donc d'athérosclérose et/ou d'obésité.

La supplémentation en hormone de croissance doit être exceptionnelle, mais ses précurseurs, les acides aminés sécrétagogues, donnent des résultats surprenants dans les asthénies des personnes âgées.

Quelles mesures adopter en pratique ?

- **Des huiles d'olive et de colza** associées ou mélangées à raison de deux à trois cuillères à soupe au total et par jour, avec une consommation accrue de légumes verts et, une à deux fois par semaine, de poissons gras.
- **De la vitamine E naturelle** (d-alpha-tocophérol) : 100 à 200 UI par jour.
- **Des capsules d'huiles de poisson** (500 mg) : deux à quatre par jour, surtout si l'on ne consomme pas de poisson.
- **De la vitamine C avec des flavonoïdes :** 2 à 3 g par jour, sous forme de comprimés à action prolongée ou de poudre diluée dans un litre d'eau à boire dans la journée.
- **De la vitamine B Complexe :** 1 à 2 comprimés de 100 mg par jour (en magasin de diététique).
- **Des antioxydants :** 1 comprimé de formulation complexe comprenant au moins 50 µg de sélénium, 10 000 UI de carotènes totaux, si possible naturels, et des acides aminés soufrés.
- On conseille souvent 1 comprimé par jour de **resvératrol** aux propriétés à la fois antioxydantes et fluidifiantes.
- **De la coenzyme Q10 :** 30 à 120 mg par jour, en fonction du traitement associé (statines) et des risques d'insuffisance cardiaque.
- **Du magnésium :** 400 à 600 mg par jour, si possible sous forme d'aspartates.
- **De la phosphatidylcholine :** 1 à 2 cuillères à soupe par jour.
- **De la triméthylglycine :** 2 à 3 comprimés de 750 mg par jour.
- **De la L-lysine :** comprimés de 500 mg.
- **De la L-arginine :** 1 à 2 g par jour.
- **En cas de troubles du métabolisme de l'insuline** (résistance à l'insuline, syndrome métabolique) **et de la glycémie :** traitement médical par antidiabétiques oraux en privilégiant la **metformine**, 500 mg une à dcux fois par jour avant les repas

(sur prescription médicale), l'**acarbose**, 50 à 100 mg avant les repas (sur prescription médicale) et la **carnosine**, 500 mg une à deux fois par jour et la **benfotiamine**, 2 à 4 gélules à 80 mg par jour.

Ne pas oublier que, dans ce cas, **la pratique régulière d'un exercice physique adapté** à son âge et à ses **possibilités est incontournable afin de permettre à l'insuline de retrouver son « chemin » vers les muscles.**

- **En cas de bilan lipidique élevé** (cholestérol, surtout le LDL et/ou les triglycérides) : si besoin est, traitement médical aux doses minimales, précédées ou associé au **policosanol** (20 à 60 mg/jour) et/ou au sytrinol (150 à 300 mg), à la **niacine retard** (500 mg, une à trois fois par jour après les repas).
- **De la levure de riz rouge** (1 à 2 comprimés, de préférence au coucher, et à ne jamais associer aux statines).
- **Une optimisation hormonale** selon résultats des bilans biologiques et toujours à des doses physiologiques et contrôlées par des bilans cliniques (prostate, mammographie) et biologiques (PSA, bilans hormonaux).
- D'autres supplémentations comme la **nattokinase**, la **bromélase** ou la **serrapeptase** sont réservées à des pathologies vasculaires comme les plaques d'athérome et la sclérose des artères du cœur (coronaires). En cas de sclérose des artères, en particulier coronaire, on peut rechercher la présence de métaux lourds dans l'organisme et mettre en place, si besoin est, des stratégies d'élimination que l'on nomme *chélations*.

Prévention et traitement du vieillissement visuel

Est-il possible de prévenir la cataracte ?

La cataracte ou l'opacification du cristallin est dépendante des phénomènes de vieillissement, mais aussi du diabète, de l'hypercholestérolémie et de l'hypertension artérielle. Plusieurs publications scientifiques tant françaises qu'étrangères permettent d'affirmer la **relation entre une déficience nutritionnelle en vitamines, minéraux, acides aminés et la cataracte**. Mieux encore, une étude française a constaté l'amélioration de cette affection après une supplémentation en magnésium et en sélénium.

Les vitamines C, E, B2, les carotènes, les bioflavonoïdes, le zinc, le sélénium, le magnésium, la taurine, la cystéine et la méthionine semblent capables de prévenir et, dans certains cas, de **freiner l'évolution de la cataracte**.

Signalons ici les progrès réalisés avec la **carnosine** administrée par voie orale ainsi que sous forme de collyre (Bright Eyes, formule 3, de Life extension) résultant de travaux soviétiques, qui renferme le N-acétyl-L-carnosine, protecteur spécifique des phénomènes de glycation ainsi que les vitamines A et E.

Par ailleurs, l'airelle, la myrtille et surtout le cassis (mais pas la mûre !) renferment des quantités très importantes d'antioxydants, des anthocyanosides protecteurs électifs de l'œil.

Des études réalisées sur l'humain ont montré que l'extrait du fruit de cassis prévenait le déclin et la fatigue visuelle des utilisateurs d'ordinateurs. De très nombreuses formules de compléments alimentaires en renferment.

Pour prévenir efficacement le déclin et les troubles de la vision liés à l'âge, il faudrait la plupart des nutriments suivants :

- de l'acide R-alpha-lipoïque,
- de la carnosine,
- du glutathion,
- de la zéaxanthine et de la lutéine,
- de la N-acétyle cystéine,
- du gingko biloba,
- de la taurine,
- des extraits d'airelle et de cassis,
- un complexe vitaminique et minéral,
- du collyre à la carnosine.

Ces remarques s'appliquent évidemment à toute prévention de la dégénérescence maculaire, qu'elle soit de forme sèche ou humide.

Attention au glaucome et aux agressions de l'environnement !

Tout œil chroniquement douloureux doit être examiné par un médecin afin de ne pas ignorer un glaucome. Tout œil traumatisé ou blessé doit être également examiné afin d'éliminer le cas échéant un corps étranger ou une ulcération. Par contre, toute agression chronique extérieure : soleil, neige, vent, froid, travaux prolongés sur écran… peut être atténuée par ces complexes spécialisés dits « *formule vision* ». On peut bien entendu ajouter un collyre calmant et parfois des doses plus importantes de vitamine C (500 à 1 000 mg), de vitamine E (200 à 400 UI) et des plantes telles que la myrtille, la vigne rouge, l'hamamélis, le fragon, le ginkgo biloba…

La **lutéine**, un caroténoïde que l'on trouve dans les carottes, les légumes à feuilles vertes (tel l'épinard), les choux et les brocolis, protège d'une cause majeure de cécité : la dégénérescence maculaire de la rétine, deuxième cause de cécité des personnes âgées après les cataractes. La rétine est composée de cellules nerveuses reliées directement au cerveau. Elle contient des lipides particulièrement sensibles à l'oxydation générée par les radicaux libres issus des rayonnements ultraviolets. La macula est la partie de la rétine qui contient le plus de caroténoïdes, essentiellement la zéaxanthine et la lutéine.

En 1993, une étude portant sur 421 personnes atteintes de dégénérescence maculaire (DMLA) a montré une forte corrélation inverse entre la présence de ces caroténoïdes et la maladie. Une étude rétrospective plus importante menée en 1994 par le Masachussetts Eye and Ear Infirmary de Boston a confirmé cette liaison. D'autres études ont montré que **la dégénérescence maculaire apparaissait chez des individus globalement déficients en antioxydants et, plus particulièrement, en caroténoïdes.**

Résumé des mesures nutritionnelles à envisager dans le cadre du vieillissement visuel

- **De la vitamine C avec des flavonoïdes :** 2 à 3 g par jour, sous forme de comprimés à action prolongée ou de poudre diluée dans un litre d'eau à boire dans la journée (en pharmacie et magasin de diététique).
- **Des vitamines B Complexe :** 2 à 3 comprimés de 100 mg par jour : la vitamine B2 est recommandée pour la prévention de la cataracte, mais les vitamines B sont préférables associées (en magasin de diététique).
- **Des antioxydants :** 1 comprimé de formulation complexe comprenant au moins 50 µg de sélénium, 10 000 UI de carotènes totaux, si possible naturels, et des acides aminés soufrés dont la cystéine (en magasin de diététique).
- **De la vitamine E naturelle** (d-alpha-tocophérol) : 200 à 400 UI par jour (en pharmacie et magasin de diététique). Des formulations de type « protection solaire » sont recommandées dans le cadre d'une exposition à des lumières vives (neige et soleil), surtout en cas de vent et de froid (montagne).
- **De la lutéine :** 10 à 20 mg par jour.
- **Le complexe Pin des Landes (Pycnogénol®)** en cas de traumatisme, d'inflammation, améliore la vision.
- **Du magnésium :** 400 à 600 mg par jour, si possible sous forme d'aspartates (en pharmacie et magasin de diététique).
- **Du zinc :** 10 à 20 mg par jour.
- **De la taurine :** 200 à 1 000 mg par jour.
- **Des phytonutriments :** myrtille, airelle, cassis, blueberry, carotte.
- **Des formulations spéciales :** différents laboratoires et/ou distributeurs proposent des formulations spéciales de type « Formule vision, optivision », qui associent en général ces principaux nutriments.

L'esthétique anti-âge

Un chapitre sans doute plus essentiel aujourd'hui qu'il y a dix ans !

Si le « paraître » peut se confondre aujourd'hui avec le « être bien dans son corps et dans sa peau », nous le devons en grande partie aux avancées réalisées par la cosmétologie. La peau a été comparée à un reflet de l'âme, tant elle révèle au fil des jours nos états de stress et nos soucis, semblables à ce métronome qui bat la mesure de notre usure.

Si nous en étions restés là, c'eût été se moquer de l'habilité de l'homme à trouver des parades ou des solutions, car les progrès de la médecine esthétique ont été spectaculaires ces dernières années !

La chirurgie a solutionné les cas limites ou douloureux. Le **dermato-esthéticien** (qualification que nous préférons à celui de *médecin esthétique*) nous permet, grâce à des thérapies comme l'acide hyaluronique, le collagène injectable, le laser ou le botox, de nous décomplexer quelque peu et de nous rendre plus « présentables », à la seule condition que ces thérapies et ces interventions soient mises en œuvre par des praticiens compétents. Il reste cependant le coût de tout cela qui ne permet pas à chacun d'en profiter !

Mais il y a les crèmes de toutes sortes, pour les yeux jusqu'aux orteils, et les nutriments… Car à quoi cela servirait-il de soigner la façade, si le dedans ne répond pas, ce fameux reflet de la sorcière de Blanche-Neige suppliant son miroir de lui dire qu'elle est la plus belle ? Il faut donc traiter le ***« inside out »*** (comme disent les Américains), faute de quoi tout ne serait que temporaire.

Que conseiller à notre lecteur, femme ou homme ?

Pour le « dedans », essentiellement trois produits :

Le collagène de poussin

Le collagène non dénaturé jouit de propriétés doubles. C'est la protéine principale de structure du cartilage que notre système immunitaire cherche à détruire en l'assimilant à un « envahisseur ». Il résulte une détérioration des fonctions articulaires ainsi qu'une dégradation de notre tissu cutané.

Il a été scientifiquement démontré par des chercheurs de Harvard qu'il suffisait d'apporter de faibles doses (10 mg, deux fois par 24 heures) de collagène de poussin, obtenu à partir de son cartilage, pour s'opposer à cette attaque dégénérative. On a pu ainsi obtenir des résultats très intéressants dans les cas de polyarthrite rhumatoïde avec ce collagène utilisé dans sa forme native.

Ces mêmes procédés extractifs ont permis à la médecine esthétique de réaliser de grands progrès dans le comblement des rides du visage avec des résultats renforcés lorsque le produit était également administré par voie orale.

Le collagène est souvent associé à l'acide hyaluronique dont il complète et augmente les effets.

Le placenta de mouton

Nous en avons parlé précédemment (p. 167).

L'acide hyaluronique

(50 mg minimum, une fois par jour)

Ces substances sont disponibles en gélules, capsules ou comprimés : on peut conseiller une de chaque de deux à trois fois par jour. D'autres substances utiles comme le squalène, le DMAE, la *Centella asiatica*, le pin maritime (pycnogénol) sont aussi fréquemment utilisées.

Pour notre apparence extérieure, il y a les crèmes dites *médicales traitantes*, faisant une large part aux acides glycoliques, rétinoïques, hydroquinone ou encore les préparations de certains confrères comme celles de Nicolas Perricone ou Stanislas Burzinski (crème Aminocare®) qui s'attaquent électivement aux rides, aux taches pigmentaires et pour lesquelles la concentration en produit actif joue un rôle majeur.

Ces crèmes ne doivent pas être confondues avec celles couvrantes ou hydratantes des couches superficielles de l'épiderme, qu'elles soient de jour, de nuit, régénératrices, avec un effet lifting... pour lesquelles l'aspect marketing est aussi important que la beauté du flacon (crème au caviar, au pollen d'orchidée...). Dans ce domaine, façonniers et fabricants se surpassent quotidiennement.

La tendance serait aujourd'hui de privilégier les produits renfermant des céramides de riz, des hexapeptides (strivectrin, strixaderm, dermactin...), sans oublier des substances naturelles comme la vitamine C en gouttes, sous forme de sérum concentré à 10 %, remarquable régénérateur du collagène facial, la vitamine E à usage local ou la rose musquée du Chili.

Les jus de fruits exotiques font aussi une entrée en force : l'açaï, le noni, la mangue, l'argousier, le yuzu, le kiwi... trouvent une application tant par voie orale qu'en application externe.

Nous avons à présent tout un arsenal à notre portée de substances naturelles et donc une réponse naturelle adéquate en étroite communion avec ce que nous offre généreusement notre merveilleuse planète. Une remarque cependant : l'application de crèmes exige, afin d'éviter leur rancissement ou leur oxydation, d'ajouter des conservateurs de type paraben ou méthylparaben. Or on sait aujourd'hui qu'ils ne sont pas dépourvus de toxicité à long terme. En l'absence d'études définitives sur ce sujet, nous croyons préférable de vous conseiller d'éviter les produits cosmétiques en renfermant.

En guise de conclusion

Complexe tout cela ?
Coûteux tout ceci ?
Utile vraiment ?

Décidons **maintenant** de ce que nous voulons :

- Nous résigner à un « à quoi bon » judéo-chrétien du style : Il faut bien accepter de souffrir, vieillir, se voir diminuer, se ratatiner, se « prothétiser », se médicaliser aux frais de la Princesse Sécu !
- Avoir peur de toutes ces mesures, ces analyses, ces hormones, ces vitamines que même notre médecin ne connaît pas ou peu !
- Reculer sans cesse notre réflexion et les mesures qui pourraient en découler.
- Attendre des preuves de tout cela !

Comme le dit très bien le Dr Michel de Lorgeril, cardiologue et chercheur au CNRS :

« On peut me rétorquer qu'on ne parle plus de nos jours que de médecine fondée sur les preuves ! Certes, mais je ferais remarquer qu'il n'y a pas de preuve ou de vérité en science, seulement des concepts et des théories et que ce qui peut sembler vrai un jour (une théorie quelconque) peut très bien ne plus l'être le lendemain. »[41]

Bravo ! Merci, confrère ! Nous avons fait (avec plus ou moins de bonheur) ce type de réponse à des centaines de patients venus nous apporter la dernière étude « à la mode ».

Prenez donc du recul : tout n'est pas si complexe ni si coûteux quand vous aurez fait votre propre balance bénéfices/réflexion ou bénéfices/coûts.

Se sentir à tout âge en forme physique, cardiaque, cérébrale, visuelle, sexuelle… n'être presque jamais malade, sans rhume ni angines, sans déprimes, en se sentant « bien dans sa peau, beau et intelligent » et sans médicaments… quel doit être, selon vous, le coût de tout cela ?

Il n'y a pas de réponse toute faite : ce sera celle que vous déciderez d'investir dans votre propre santé et, croyez-nous, la plupart du temps, ce n'est pas une question de moyens, mais de choix. Sans parler des cigarettes (nous y reviendrons), combien dépensons-nous en d'autres plaisirs qui, sans être futiles, ne sont peut-être pas toujours aussi essentiels ? À nous de choisir, à nos calculettes de plaisir et de qualité de vie !

---

[41] *Dites à votre médecin que le cholestérol est innocent, il vous soignera sans médicament*, éd. citée.

Quels que soient nos moyens, nous pouvons tous envisager de :

- cesser absolument de fumer,
- manger mieux, en tenant compte des conseils de la Journée nutritionnelle anti-âge ou en s'orientant vers la diète méditerranéenne ou crétoise (moins de viandes, de laitages et fromages de vache...),
- bannir les sucres rapides, à index glycémique élevé, comme le miel, certaines céréales ou les jus de fruit... particulièrement au petit-déjeuner,
- bouger régulièrement à notre mesure,
- nous relaxer autant que possible en respirant mieux ou en méditant...

Jusque-là, ça va ? On n'a pas trop économisé (le tabac) ou dépensé (les aliments de bonne qualité, le coussin de méditation et les baskets...) ? Mais si vous en voulez un peu plus, vous pouvez aussi consacrer quelques dizaines d'euros mensuels à votre bien-être, à l'optimisation de votre vie tant en qualité qu'en longévité :

- Prenez chaque matin un bon supplément nutritionnel multivitaminique et des minéraux, contenant des antioxydants à doses physiologiques.
- Consommez régulièrement du poisson gras (sardines, maquereaux, harengs, saumon, flétan...) et, si vous ne pouvez ou ne les aimez pas, trouvez alors un bon supplément nutritionnel en oméga 3.
- Buvez du thé vert, deux verres par jour d'un bon vin rouge, croquez deux ou trois carrés de chocolat noir (pas plus !).
- Trouvez un bon praticien de santé et de longévité. Appréciez ses compétences, son ouverture au dialogue et, peut-être plus encore, sa capacité à vous expliquer et vous motiver... Quels

que soient ses tarifs et ses honoraires, le consulter une à trois fois par an ne vous ruinera pas.
- Suivez ses conseils et non ceux de votre voisin ou de votre frère... Réalisez soigneusement les bilans biologiques qu'il vous proposera et là, si vous commencez à entrer dans le « coûteux », discutez avec lui des priorités et de la meilleure façon de sélectionner les bilans et de choisir les éventuelles solutions de supplémentation.

Si votre porte-monnaie commence à grincer des dents, dites-vous qu'aujourd'hui la santé a un prix et que nul autre que vous ne la prendra en charge ni ne la financera. Bonne ou mauvaise chose ? C'est un autre débat ! Que celui-ci ne vous serve pas d'excuse car, dans tous les cas de figure, deux grammes de pratique valent toujours mieux que deux tonnes de théories.

Personne ne nous oblige ! Si nous le souhaitons, choisissons de nous offrir la qualité et le plaisir d'une vie qui s'allonge, sans presque aucune douleur ni presque pas de maladies !

Merci de nous avoir lu jusqu'ici et maintenant bon courage, belle et longue vie !

Dominique Rueff
décembre 2008

Arrivés au terme de ce livre, nous avons chacun souhaité conclure.

Dominique Rueff l'a fait avec sa fougue et sa ferveur coutumières : mon propos sera plus concis.

Dans cet ouvrage nous pensons vous avoir livré l'essentiel ou presque, mais le choix, l'orientation qu'il convient de donner à ce que nous préconisons demeure vôtre. Qui, en effet, oserait prétendre que ce que nous avons écrit sera encore valable dans dix ans ? Tout ? Certainement pas, mais la trame, le dessein, vraisemblablement.

Des suppléments nutritionnels majeurs comme la carnosine, le resvératrol, la coenzyme Q10… vont sans doute perdurer ou connaître des améliorations structurelles dans les années à venir qui déboucheront sur d'autres applications encore méconnues.

Les matières premières hormonales, toujours administrées sous le contrôle du praticien, demeureront une des clés de notre système physiologique et de sa compréhension ; leur usage se fera plus vaste (songeons par exemple à la prégnénolone et à ses nouvelles propriétés sur le fonctionnement cérébral, qui en fera bien autre chose qu'un simple précurseur de la DHEA et de la progestérone).

Si, enfin, la révolution Internet nous permet d'avoir accès à tout, de pouvoir tout comparer, acheter, restez vigilant et ne vous fiez qu'à des instances reconnues pour leur sérieux et leur compétence.

À présent, c'est à vous de prolonger au mieux votre vie pour un mieux-être, qui fut la raison même de cet ouvrage rédigé à votre intention.

Maurice Nahon
décembre 2008

Ouvrages pouvant être consultés

Ils fournissent un complément d'informations utiles aux chapitres traités dans le présent ouvrage.

Adamo Peter J. d', *4 groupes sanguins, 4 modes de vie*, Paris, Michel Lafon, 2002.

Burckel André, *Régime crétois et vitamines*, Paris, Laurens Olivier, 1997.

Carper Jean, *Les aliments pour rester jeune*, Montréal, Éditions de l'Homme, 2001.

Carper Jean, *Les aliments miracle pour votre cerveau*, Montréal, Éditions de l'Homme, 2001.

Debled Georges, *Au-delà de cette limite votre ticket est toujours valable*, Paris, Albin Michel, 1992.

Jaeger Christophe de, *Les techniques de lutte contre le vieillissement*, Paris, Puf (Que sais-je ?), 2002.

Jaeger Christophe de, *Les secrets d'une bonne mémoire : pour agir contre l'Alzheimer*, Paris, Albin Michel, 2005.

Jaeger Christophe de, *La DHEA, mythe ou réalité*, Paris, Albin Michel, 2005.

Hertoghe Thierry, Nabet Jules, *Comment rester jeune plus longtemps*, Paris, Albin Michel, 2000.

Lanutrition.fr (collectif), *Le régime IG Minceur*, Vergèze, Thierry Souccar, 2007.

Lee John, *Le manuel de santé optimale*, Vannes, Sully, 2005.

Lee John, *L'équilibre hormonal, c'est facile*, Vannes, Sully, 2007.

Lorgeril Michel de, *Dites à votre médecin que le cholestérol est innocent, il vous soignera sans médicament*, Vergèze, Thierry Souccar, 2007.

Proust Jacques, *Tout savoir sur la prévention du vieillissement*, Lausanne, Favre, 1997.

Rueff Dominique, *Forme et santé, la médecine orthomoléculaire*, Paris, Éditions du Rocher, 1992.

Rueff Dominique, *La bible des vitamines et des suppléments nutritionnels*, Paris, Albin Michel, 2002.

Rueff Dominique, *Nutrition préventive et adjuvante des risques et affections cardiovasculaires*, Le Mans, Destination Forme, 2002.

Rueff Dominique, *Hormones végétales naturelles aujourd'hui*, Genève, Jouvence, 2005.

Rueff Dominique, *L'immunonutrition, se guérir selon son immunité*, Paris, François-Xavier de Guibert, 2007.

Seignalet Jean, *L'alimentation ou la troisième médecine*, Paris, François-Xavier de Guibert, 2004.

Servan-Schreiber David, *Guérir*, Paris, Robert Laffont, 2003 (www.guerir.fr).

Souccar Thierry, *Le nouveau guide des stimulants*, Paris, Albin Michel, 1997.

Souccar Thierry, *Lait, mensonges et propagande*, Vergèze, Thierry Souccar, 2007.

Adresses utiles et renseignements pratiques

Adresses où trouver les principaux suppléments nutritionnels mentionnés dans ce livre

Cyber-age nutrition Inc. USA

Société américaine spécialisée dans des formulations nutritionnelles et hormonales.

Cyber-age – 1960 US 1 South St Augustine Florida 32086 USA

Mail (documentation et commandes) : cyberagelife@yahoo.fr

Laboratoire Energetica natura

Afikaweg 14 – 4561 PA Hulst – Pays-Bas

Tél. +31 114 321 461

Fax +31 114 319 397

Certains produits sont disponibles sur www.nutritonconcept.com

Life extension USA

Le site américain de référence où l'on trouve certaines études et quelques produits qui ne sont pas encore disponibles en Europe.

Site : www.lef.org

Nutrition conseil international

Un site où vous pouvez réaliser des bilans nutritionnels (certains sont gratuits), trouver de multiples renseignements sur l'optimisation de votre santé et de votre longévité, commander des tests salivaires, acheter produits et livres.

Via Vittorio Veneto 4 /b – 18039 Vintimiglia – Italie
Fax +39 0184 237 647
Site : www.nutritionconcept.com

Seminary Conseil Nutrition

Vaugrenier – Allée des Tomalines – F-06270 Villeneuve-Loubet

RCS Distribution (Vit'all+)

Distribution en pharmacie, parapharmacie et magasin spécialisé.

14-27, rue de la Galère – 72013 Le Mans Cedex – France
Tél. +33 (0)2 43 39 97 27
Fax +33 (0)2 43 28 40 39
Site : www.vitalplus.com

Supersmart (Smart city)

Le plus grand site européen de vente de compléments et suppléments nutritionnels.

BP 3015 – 1030 Luxembourg
Tél. 0 820 200 800
Site : www.supersmart.com

Laboratoires d'analyses où faire effectuer les analyses spécifiques

Laboratoire CEIA Bénélux

Bilans protéomiques, bilans des éléments traces sanguins
119, boulevard Saint-Michel – 1040 Bruxelles – Belgique
Tél. +32 2 736 04 58
Fax : +32 2 736 58 02

Institut Alfred Fournier

Coprocultures (examens des selles) complètes avec parasitologies.
25, boulevard Saint-Jacques – 75014 Paris – France
Tél. +33 (0)1 40 78 26 00

Laboratoire Cerba-Pasteur

Lui sont transmises par les laboratoires de ville certaines analyses comme l'homocystéine, la S-prégnénolone, la mélatonine et la T3 urinaire…
Zone industrielle des Béthunes – rue de l'Équerre –
95310 Saint-Ouen-l'Aumône – France
Tél. +33 (0)1 34 40 20 20
Fax +33 (0)1 34 40 20 21
Site : www.pasteur-cerba.com

Laboratoire Biomnis

Lui sont transmises par les laboratoires de ville certaines analyses comme l'homocystéine, la S-prégnénolone, la mélatonine et la T3 urinaire…
19, avenue Tony Garnier – 69007 Lyon – France
Tél. +33 (0)4 72 80 10 10
Fax +33 (0)4 72 80 10 75
Site : www.lab-merieux.fr

Laboratoire MGD

Bilans des porphyrines (métaux lourds), recherches de métaux lourds dans les urines et les selles.
45 A, route des Acacias – CP 1009 – 1211 Genève – Suisse
Tél. +41 (0)22 309 15 20
Fax + 41 (0)22 342 30 44

Laboratoire Philippe Auguste
Profils vitaminiques et des minéraux, stress oxydatif, MDA, Isoprostane, profils des porphyrines, des acides gras globulaires, des neurotransmetteurs, des polyamines et des nucléosides modifiés, des métabolites des œstrogènes, des acides organiques…
119, avenue Philippe Auguste – 75011 Paris – France
Tél. +33 (0)1 43 67 57 00
Fax +33 (0)1 43 79 00 27
Site : www.labbio.net

Laboratoires réunis
Tests des allergies de type II (intolérances alimentaires), coprocultures avec examen de la perméabilité intestinale, confirmation des intolérances au gluten, polymorphisme génétique, profils de polymorphisme génétique et de pharmacogénétique…
ZAC Langwies – BP 11 – 6101 Junglinster – Luxembourg
Tél. +352 78 02 90-1
Fax +352 78 88 94
Site : www.labo.lu

Laboratoires Risse et Verseau
Bilans de la protéomique fonctionnelle CEIA, bilans des éléments traces et du stress oxydatif
18, rue Théodule Ribot – 75017 Paris – France
Tél. +33 (0)1 47 63 08 77
Fax +33 (0)1 56 22 23 09

Laboratoire Saint-Sulpice
Coprocultures (examens des selles) fonctionnelles complètes et parasitologie.
17, rue Saint-Sulpice – 75006 Paris – France
Tél. +33 (0)1 43 26 60 45
Fax +33 (0)1 40 51 07 22

CHU de Grenoble – Service du Dr Garrel
Hôpital Albert Michallon – F-38 043 Grenoble
Bilans de stress oxydatif « Oxyscale »
Site : www.cisso.info
Tél. +33 (0)4 76 76 54 84

Adresses où trouver de l'aide et des renseignements

Association pour le développement de la nutrition orthomoléculaire (ADNO)

Pour toute information concernant la nutrition, la supplémentation nutritionnelle, l'immunonutrition, les formations annuelles...
BP 143 – 06223 Vallauris Cedex – France
Site : http://adno-association.org

Centre d'évaluation gérontologique

Pour les tests de la mémoire et les examens cérébraux.
7, rue de l'Yvette – 75016 Paris – France
Tél. +33 (0)1 42 88 89 54
Fax +33 (0)1 42 88 89 55

Cours (par correspondance) de nutrithérapie et de nutrition orthomoléculaire

Renseignements auprès de S-Nature

21, rue de la Galère – 72013 Le Mans Cedex – France
Tél. +33 (0)2 43 39 97 27

Le site de HALO (Health and Longevity Optimisation)

Il vous donne les dernières informations à propos de l'optimisation de la longévité, de l'anti-âge, de l'immunonutrition et il vous propose des bilans-questionnaires et des coachings personnalisés (questions-réponses) en fonction de vos demandes...
Site : www.maxlongevity.com

Doctissimo

Le grand site français d'information sur la santé et la médecine.
Site : www.doctissimo.fr

Centre médical européen santé et longévité

Pour différents bilans cliniques et paracliniques concernant l'optimisation de la longévité et la prévention des affections liées au vieillissement, bilans nutritionnels et d'âge physiologique.

7, rue de l'Yvette – 75016 Paris – France

Tél. +33 (0)1 42 30 59 96

Site : www.vieillissement.org

Mail : contact@vieillissement.org

Lanutrition.fr

Le site d'information français le plus complet sur la nutrition et la supplémentation nutritionnelle.

Site : www.lanutrition.fr

Nutrition conseil international

Bilans d'évaluation nutritionnelle et des besoins en antioxydants (en ligne, gratuits et payants), tests hormonaux salivaires, produits de supplémentation et librairie.

Via Vittorio Veneto 4 /b – 18039 Vintimiglia – Italie

Fax +39 0184 237 647

Site : www.nutritionconcept.com

Mail : nucept@mcnet.mc

Passeport santé

L'incontournable site canadien sur les médecines complémentaires et alternatives.

Site : www.passeportsante.net

Société française de médecine et physiologie du vieillissement

Société française de médecine et physiologie de la longévité

Pour en savoir plus sur les mécanismes du vieillissement, les notions d'âge physiologique…

Site : www.sfmpv.org

Syndicat national de médecine morphologique et anti-âge (SNMAA)

Il est à l'origine du diplôme universitaire de médecine anti-âge (DIU de médecine morphologique et anti-âge)

Site : www.snmaa.org

Revues et informations écrites

Belle santé
BP 8 – 77520 Donnemarie-Dontilly – France

Énergie santé – Éditions Sully
CP 37 – Le Prisme – 56000 Vannes – France
Tél. +33 (0)2 97 40 41 85
Fax +33 (0)2 97 40 41 88
Mail : editions.sully@wanadoo.fr

Nutranews
Mensuel édité par La Fondation pour le libre choix
Site : www.nutranews.org

Vit'all+ info
14-27, rue de la Galère – 72013 Le Mans Cedex – France
Tél. +33(0)2 43 39 97 27
Fax +33 (0)2 43 28 40 39

Votre diététique
(revue distribuée gratuitement en magasin de diététique)
30, rue A. Perdiguier – 42100 Saint-Étienne – France
Tél. +33 (0)4 77 81 39 39

Des mêmes auteurs

Dr Dominique Rueff

Choisir la vie, Paris, Éditions du Hameau, 1988 (disponible chez S-Nature – 17 rue de la Galère – F-72000 Le Mans).

Thérèse ou l'amour médecin, Jacques Ligier, 1992 (disponible chez S-Nature).

Hormones végétales : mode d'emploi, Genève, Jouvence, 2000.

Le régime paléolithique, Genève, Jouvence, 2000.

Vitamine C – pour tous et pour la vie, Genève, Jouvence, 2000.

La DHEA en pratique, Genève, Jouvence, 2001.

Forme et santé, la médecine orthomoléculaire, Paris, Éditions du Rocher, 1992.

Suppléments nutritionnels, plaquette disponible auprès des Éditions Destination Forme (8 rue de la Galère – F-72000 Le Mans).

La bible des vitamines et des supplémentations nutritionnelles, Paris, Albin Michel, 2004.

Hormones végétales naturelles aujourd'hui, Genève, Jouvence, 2005.

Immunonutrition, se nourrir selon son immunité, Paris, François-Xavier de Guibert, 2007.

Dr Maurice Nahon

Avec la collaboration du Dr Dominique Rueff :

- *Hormones végétales naturelles,* Genève, Jouvence, 1997 (épuisé).
- *La bible anti-âge,* Genève, Jouvence, 1997 (épuisé).

Il a collaboré à :

- la réalisation de l'ouvrage du Dr O. A. Julian, *Matière médicale d'homéothérapie,* Paris, Éditions Peyronnet.
- et à la traduction française de *How to Live Longer and Feel Better* : *Abusez des vitamines,* Éditions Sand et Tchou, 1988.

Achevé d'imprimer sur rotative
par l'imprimerie Darantiere à Dijon-Quetigny
en janvier 2009

Dépôt légal : janvier 2009
N° d'impression : 28-1785

Imprimé en France

Dans le cadre de sa politique de développement durable, l'imprimerie Darantiere a été référencée IMPRIM'VERT® par son organisme consulaire de tutelle. Cette marque garantit que l'imprimeur respecte un cycle complet de récupération et de traçabilité de l'ensemble de ses déchets.

Cet ouvrage est imprimé, pour l'intérieur, sur papier Offset blanc Crown, des papeteries Axe Papier, qui opèrent conformément aux normes E.C.F, F.C.S., et E.M.A.S., garantissant une gestion durable de la ressource.